U0395816

李云捷 李宝华 贾溪玲 李贝西————

编著

# 老年人，
## 吃得对
## 才能活得好

中国轻工业出版社

**图书在版编目（CIP）数据**

老年人，吃得对才能活得好 / 李云捷等编著. —北京：中国轻工业出版社，2023.11

ISBN 978-7-5184-3661-3

Ⅰ . ① 老… Ⅱ . ① 李… Ⅲ . ① 老年人—膳食营养 Ⅳ . ① R153.3

中国版本图书馆 CIP 数据核字（2021）第 181069 号

责任编辑：罗晓航

策划编辑：罗晓航　　　责任终审：李建华　　　封面设计：伍毓泉

版式设计：锋尚设计　　　责任校对：晋　洁　　　责任监印：张京华

出版发行：中国轻工业出版社（北京东长安街6号，邮编：100740）

印　　刷：艺堂印刷（天津）有限公司

经　　销：各地新华书店

版　　次：2023年11月第1版第2次印刷

开　　本：710×1000　1/16　印张：15

字　　数：200千字

书　　号：ISBN 978-7-5184-3661-3　定价：58.00元

邮购电话：010-65241695

发行电话：010-85119835　传真：85113293

网　　址：http://www.chlip.com.cn

Email：club@chlip.com.cn

如发现图书残缺请与我社邮购联系调换

231883K1C102ZBW

# 序

2017年春，应湖北省襄阳市老年大学邀请本书的主创团队开设了一门专门讲授老年人营养的课程。由于内容贴近生活、通俗易懂，具有很强的科普性，深受老年学员的喜爱。自此以后，在襄阳市老年大学的支持下，团队每学期从营养、养生等角度，不断更新、丰富内容，从理论到实践，给老年大学的学员们讲授属于自己的营养知识。

通过对学员的教学观察，发现有一定知识和文化的老年朋友在营养观念上存在很多误区，而且受"朋友圈""公众号"内容的影响，缺乏能够明辨是非的理论依据和系统的学习途径。及时提供科学的营养观和行之有效的养生观迫在眉睫。因此，在几年的教学实践基础上，团队教师不断积累、丰富素材和内容，结稿成书，几经修改，终于集结出版。一方面，满足学员学习的要求，因为老年朋友更喜欢看纸质的书籍；另一方面，希望此书能帮助更多的老年朋友，获得更系统、科学的知识。

本书在撰写过程中，关注、聚焦老年朋友们关心的问题，内容系统科学，语言浅显易懂，非常适合初学者使用。主创团队不仅有丰富的教学经验，而且有多年的营养指导实践经验。

在中国开始步入老龄化的时代，"健康中国2030"如果没有老年人的健康，就没有国家的健康。因此，借本书出版之际，感谢本书的主创团队，感谢这个美好的时代，感谢曾经为国家富强贡献了自己青春的老年朋友们！

赵慧君

中国农业大学博士后

中国营养学会注册营养师

2021年9月

# 前言

家庭聚餐的饭桌上常听到"多吃点鱼，有营养"，小朋友们也经常被教导"不能挑食，不然营养不良就长不高了"。如果说万物生长靠太阳，那么人类生长就是靠营养。

| | |
|---|---|
| **那么，**<br>**营养究竟是什么？** | 它很神秘复杂吗？<br>我们如何获得营养？<br>营养是不是越多越好呢？<br>让我们来一一揭开营养的神秘面纱。 |

按照专业术语的解释，营养是生物体为了生存、生长发育、新陈代谢、免疫和修补等而摄取、消化、吸收和利用食物或养料的综合过程。也即，营养既包括能够提供营养的物质，也包括滋养我们身体的过程。

谈到营养，我们不难想到与它对立的一个词——糟粕。过去，我们觉得大米、小麦吃芯，那是最好的、最有营养的，米面脱去的种皮、麸皮都是糟粕。诚然，在生产力水平低下的年代，大米、小麦脱糙水平不高，丢弃的糠麸确实主要是不利于消化的糟粕。那时，米面口感虽差，但是却恰恰保留了种皮下的宝贵营养素——维生素、矿物质和蛋白质。在加工水平提高后，我们追求精制大米、富强粉，口感虽好了，但是"营养"却丢失了。所以，我们不能再抱着陈旧的观念，需要重新认识"营养"。

我们通常所说的营养，其实主要是指能够提供营养的物质，简称营养素。20世纪80年代后期，科学家研究发现能够提供营养的物质主要有六大类，包括蛋白质、脂肪、糖类（专业术语上也称碳水化合物）、维生素、矿物质和水。其中，前三名（蛋白质、脂肪、糖类）可以提供能量，称为产能营养素；后三名（维生素、矿物质和水）虽然不能提供能量，但是在维持机体正常机制等方面却发挥着重要的作用。所以，这些物质被称为营养素，也就是我们通常老百姓所说的营养。吃了富含产能营养素的食物，我们才有力气干活；吃了富含矿物质、维生素等成分的食物，才能使我们生长发育得更好，身体更健康！

但是光有营养素是不够的，它需要经过人体的摄取才能被人体利用以维持生命与健康。

因此，营养不仅仅包括静态的物质成分——营养素，更包括动态的获取过程——维持生命与健康。每一个健康个体良好的消化吸收功能是每一个健康个体与生俱来的，此时，提供充足的营养物质就成为我们现在关注的焦点。

**小贴士** ▶ 除了六大营养素外，膳食纤维被誉为"人类的第七大营养素"，也是非常值得大家注意的哟，后面我们会慢慢介绍。

那么，营养素都有哪些功能呢？

糖类、脂肪、蛋白质、维生素、水和矿物质是人体所需的六大营养素。下面简单地介绍一下各类营养素。

糖类是人体最主要的热量来源，人体中每天所需55%～65%的能量建议由糖类来提供，主要来源于粮谷类（60%～80%）、薯类（15%～29%）、豆类（40%～60%）等主食。

脂肪能够维持正常体重，保护内脏和关节，滋润皮肤，提供能量，但需注意不能摄入过多，建议老年人每天所需20%～30%的能量由脂肪提供，其主要来源于油脂以及部分坚果中，其重量在45～65克（仅以食用油计）。

蛋白质是供能物质小梯队中的超级替补，其主要作用是为生长发育、新陈代谢提供原材料，肉、豆、奶、蛋是其优质来源。

一般在合理膳食中就可以获得充足的维生素，热能营养不能满足需要，或蔬菜水果供应不足时，才需要额外补充维生素，过量摄入维生素和维生素缺乏都会导致不良后果。

无机盐也称矿物质，包括常量元素和微量元素，也是人体代谢中的必要物质。

水就无须多说了，是大名鼎鼎的"生命之源"。

过去，由于物资匮乏，"吃不饱"造成了很多人营养不良。而如今随着经济发展，在解决了温饱问题后，许多人又有了营养过剩的问题。这说明，"吃饱"不等于"吃好"。那么，饮食有哪些误区？如何走出这些误区呢？

首先，我们要建立起正确的"营养观"或者说"饮食观"。对于老年人来说，没有任何一种食物包含人体所需全部营养素，只有多样化的饮食结构才能获取充足的营养素。

按照世界卫生组织（WHO）定义，60岁以上的人群才为老人。按照本书写作的时间（2021年）推算，老年人是指1961年及以前出生的人。这一代人或在中青年，或在幼年时期经历过战乱或自然灾害，往往吃过很多苦，早期的营养不良给他们身体造成了不同程度的影响，使得这一代人在营养观念上与年轻人存在很大的差异。这代人对食物尤其珍惜，生活节俭，但往往由于过度节俭，养成了长期吃剩饭剩菜、烹饪油反复利用、食量过大等习惯；或者由于风俗、当地饮食习惯等原因，长期食用的食物种类比较单一，导致营养素摄入不足或过剩，造成慢性疾病多等营养不良问题，给老年人的身心健康和社会都带来极大的影响。

因此，为了让我们的老年人以及即将步入老年生活的人们，能够拥有一个更幸福快乐、高质量的晚年生活，我们编写了此书。让我们一起重新审视我们自以为"是"的那些陈旧的饮食观念，树立起更科学、更健康的营养观。往往家里老人有了好的习惯，对年轻人的影响会更加深远。为了实现"健康中国2030"，我们一个人都不能掉队。

# 目录

第一部分　积极心态认识衰老·1

什么是衰老？·2

我们老了吗？·3

衰老的表现·6

第二部分　营养的那点儿事·7

漫谈能量·8

为什么要吃碳水化合物？怎么吃？·12

蛋白质的功与过·17

矿物质与保健养生·33

有一种爱可以重来·46

健康喝水——不是良药胜似良药·57

第三部分　膳食保养早抓起，活到天年乐淘淘·65

辅酶Q10·67

虾青素·69

其他天然抗氧化剂·70

健康的生活方式是最好的抗衰老的办法·72

第四部分　长寿的人都这样吃·75

老年人一般膳食原则·76

科学饮食要诀——"一、二、三、四、五，红、黄、绿、白、黑、紫"·82

老年各阶段饮食策略·91

老年人常见饮食习惯·92

第五部分　老年阶段突出的健康问题·103

一口一口吃咋就成了个胖子？·104

糖尿病患者的"福星"·107

让血压"冷静"下来·111

高血脂只要低脂饮食就可以了吗？·114

骨质疏松是沉默的"杀手"？·118

助你一觉睡到天亮·121

冠心病最怕"招惹"的食物·123

预防中风的"法宝"·125

阿尔茨海默病你了解吗？·126

"对症下食"前列腺增生·127

**第六部分** **食疗与药膳·129**

药膳与食疗的历史文化背景·130

药膳与食疗的区别·130

让我们一起走进"药食同源"小天地·132

**第七部分** **从一二三四五**
**来认识药膳与食疗的运用方法·135**

天人合一，顺其自然·136

两个作用，防病益寿·138

三因制宜，辨证施膳·139

四性特征，寒热温凉·141

五味归经，辛甘酸苦咸·141

**第八部分** **为什么"彼之蜜糖，我之砒霜"·145**

每个人都是一个独特的个体·146

带你了解自己的体质表象特征——九大体质·147

**第九部分** **四季食疗美食巧制作·187**

四季养生·188

四季养生食方·205

# 第一部分

# 积极心态
# 认识衰老

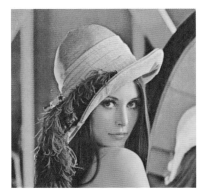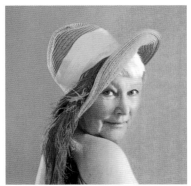

　　我们都会随着时间推移慢慢地变老，这种变化不仅仅表现在我们的外表，更多的是我们身体各个组织器官的老化。什么是衰老？人为什么会衰老？衰老的表现有哪些？如何做能延缓衰老？老年人是怎么认定的？多少岁才算是老年人？是不是退休了就步入老年了？带着这些问题让我们一起来聊聊衰老那些事，避免让错误的认知给还处于中年的人群带来焦虑，从而急于保养，过度保养。

# 什么是衰老？

　　衰老是一种自然规律，它是进行性、多细胞普遍存在不可逆的功能减退状态，不同组织细胞衰老形式和进程不完全相同，脑、生殖系统、免疫系统衰老往往较早。简单来说，衰老是机体未能正确修复自身，错误修复不断累积的结果。医学上，衰老分为程序性衰老和非程序性衰老。

## ▌ 程序性衰老

　　程序性衰老是指由遗传基因导致的衰老。基因像程序一样控制着一个人的生长、发育、成熟，包括衰老和死亡。一般而言，人类在60～65岁，身体机能便会渐渐衰老。

## ▌ 非程序性衰老

科学家发现，在遗传基因程序中，人的寿命在一百二三十岁。但在现实生活中能享有如此高寿的人寥寥无几。两者之间之所以会有这么大差距，主要是因为非程序性衰老。

所谓非程序性衰老，是指由于环境、营养和疾病等外在因素起着"促老化"作用，导致人体的老化速度加快，使人提前衰老。

因此，在生活中，我们常常看到同龄人不同貌、外表年龄差异极大的情况，这都是由于遗传基因差异、饮食生活方式差异、心理状态差异、医疗条件及环境因素差异等综合因素导致的结果。其中饮食和生活方式是最容易控制的因素，很大程度影响了我们机体衰老的进程。

那么，是不是营养条件好了就可以延缓衰老呢？事实上，这也是一个认识的误区。无论是营养过剩，还是营养不良都会加速我们的衰老。合理的饮食才是延缓衰老的正道。

因此，我们需要注重饮食营养，在良好饮食基础上适当补充身体必需的各种抗氧化、抗衰老的营养剂，会在慢性流行性疾病的预防和治疗，以及延缓机体衰老方面取得意想不到的结果。

# 我们老了吗？

在我们国家，男性是60岁退休，而女性相对来说早一些，55岁就可以离开工作岗位，完全地回归家庭中去。而且在很多家庭，很多人在50岁出

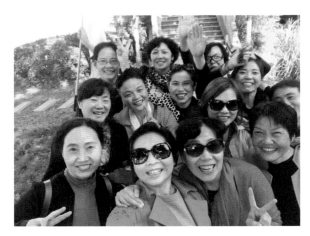

供图：戚佑荣

头就可以抱上孙子了。很多人由爸爸妈妈的角色向着爷爷、奶奶、姥姥、姥爷转变。正是这种社会的普遍的生活节奏让很多人认为他们已经步入了老年生活。

## ▌ 走出"老年"认识的误区

我们常常是根据一个人的外表形态来判断他是不是老年人，然而国际上有判断老年人的现行标准。

世界卫生组织（WHO）测定了全球人体的素质和平均寿命，得到了最新的对年龄划分标准。这次规定将人的一生划分为了五个阶段，分别是：

| 第一阶段 | 第二阶段 | 第三阶段 | 第四阶段 | 第五阶段 |
| --- | --- | --- | --- | --- |
| 44岁以下为青年人 | 45～59岁为中年人 | 60～74岁为年轻的老年人 | 75～89岁为老年人 | 90岁以上为长寿的老年人 |

这五个阶段颠覆了我们对老年人的传统认识，将老年人的认定标准往后推了10年。是不是瞬间觉得自己年轻了呢？原来60岁以上的人群才是真正生理层面的老年人，这对人们的心理健康和抗衰老意志将产生积极影响。

## ▌ 我国当前有多少老年人？

根据《2020年社会服务发展统计公报》，截至2020年底，全国60岁及以上老年人口26402万人，占总人口的18.7%，其中65岁及以上人口19063万人，占总人口的13.5%。预测2030年、2040年、2050年我国60岁及以上老年人口数量将分别达到3.71亿人、4.37亿人和4.83亿人，80岁及以上老年人口数量将分别达到0.43亿人、0.67亿人和1.08亿人。

由此可见，老年人在我国人口中占的比重越来越大，老年人的健康也越来越受到重视。

## ▌ 对于老年人最重要的是什么呢？

我国现在正在面临严重的老龄化问题，老年人口也越来越多。在诸多问题中，老年人的健康问题也是最重要的问题之一。毛主席原来说过：身体才是革命的本钱。所以身体健康是我们所有人最大的幸福，更是老年人最大的幸福！打个比方：健康是1，其他的一切都是0。只有拥有健康的1，才有能力去拥有其他的0，健康会使0变为10、100、1000。

影响健康的因素很多。我们常讲，健康的基石主要有四个——合理的膳食、适当的运动、充分的休息以及良好的心态。其中，合理的膳食是物质基础。而且中国古代有一句老话叫：祸从口出，病从口入。这句话是出自宋代李昉的《太平御览》一书中。其中的"病从口入"这句话意思是饮食不得当，就是生病的原因。因此，从一日三餐饮食做起，是配合运动、休息的基石，是拥有良好心态的基石。

# 衰老的表现

## ▌ 机体外在的衰老表现

| | |
|---|---|
| **皮肤** | 皮肤黯淡松弛，皱纹、细纹增加；出现老年斑。 |
| **毛发** | 变白和稀疏。 |
| **肌肉关节** | 肌肉萎缩、韧带失去弹性、关节磨损等。 |
| **五官** | 牙齿脱落、牙龈萎缩；眼球晶状体硬化、老花眼；味觉迟钝；嗅觉迟钝；耳鸣、听力减退；等等。 |
| **骨骼** | 骨质疏松、脊柱退行性改变等。 |

## ▌ 机体功能的衰老表现

| | |
|---|---|
| **神经系统** | 记忆力减退、思维能力下降等。 |
| **循环系统** | 血管弹性降低、动脉硬化等。 |
| **消化系统** | 胃液分泌减少、胃黏膜萎缩、消化功能下降等。 |
| **呼吸系统** | 肺泡减少、肺活量降低等。 |
| **生殖功能** | 性腺退化，功能消失。 |
| **运动系统** | 反应迟钝、行动笨拙迟缓等。 |
| **内分泌功能** | 肾上腺素、甲状腺素减少，性激素水平下降等。 |
| **泌尿系统** | 伸张体积缩小、肾小球数目减少、肾功能降低。 |

# 第二部分

# 营养的那点儿事

# 漫谈能量

## █ 能量是什么？

　　能量，可维持机体的各种生理功能和生命活动，如物质代谢的合成反应、肌肉收缩、腺体分泌等。能量看不见摸不着，但是它的作用不可小觑。毫不夸张地说，在生命活动中的方方面面都需要能量。

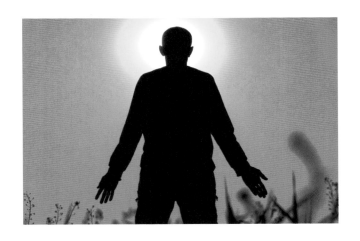

## █ 能量从哪儿来？

　　人体需要大量的能量，又不能自身合成。从哪儿获取呢？

　　食物！

　　食物的能量主要来源于食物中所含的碳水化合物、蛋白质和脂肪。这三种物质在营养学上被称为"三大产能营养素"。人体通过摄入动植物性食物，并消化、吸收这三大营养素，来获取能维持体内外各种生命活动的

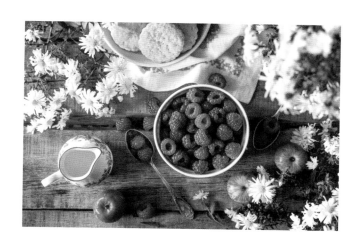

能量。此外膳食纤维、乙醇、有机酸、糖醇类也能为机体提供一定的能量。我们通常将产能营养素产生能量的多少按如下关系换算：碳水化合物16.8千焦/克，脂肪37.6千焦/克，蛋白质16.8千焦/克。

食物能量的高低取决于它的营养构成。含脂肪多的食物转化的能量也就越高，如肥肉、油炸食品、巧克力、冰淇淋等脂肪含量很高，因此，其提供的能量也很高。蔬菜和水果中含膳食纤维和水分较多，而脂肪和蛋白质的含量低，故含有的能量较低。

我们人体所需的能量并不是某一种或两种食物提供就可以，也不是脂肪提供能量多，就只摄取脂肪含量高的食物来满足所有人体所需能量，还需要这三类营养素具备适当比例！我国成年人膳食中，推荐碳水化合物提供的能量占总能量的55%～65%、脂肪占20%～30%、蛋白质占10%～12%为宜。年龄越小，脂肪提供能量占总能量的比重应适当增加，但成年人脂肪摄入量不宜超过总能量的30%。

## ▌能量去哪儿了？

我们每天吃了很多食物，摄入了很多的能量，那么，它们又去哪儿了呢?

**1 基础代谢能量消耗**

我们人体每时每刻都在呼吸、心跳、维持体温及血液循环等，这些都需要能量来维持。维持机体基本生命活动的能量，被称为基础代谢能量消耗。通常，这些能量消耗占到全天人体能量消耗的60%～70%。

**2 身体活动消耗**

当我们工作、学习、劳动、运动时，也是消耗大量能量的，这部分能量消耗被我们称为身体活动消耗。随着活动量的增加，这部分能量消耗将大幅增加。当然，个体不同，同样的工作或活动，身体消耗的能量是不一样的。例如，肌肉越发达的人，活动时能量消耗越多；做相同运动时，体重越重的人消耗能量越多；另外，越不熟练的人，消耗能量越多。通常情况下，由各种身体活动所消耗的能量占人体总能量消耗的15%～30%。

**3 食物热效应**

吃完饭，食物在体内的一系列消化、吸收等也离不开能量提供动力，这部分消耗的能量称食物热效应，又称食物特殊动力作用。这部分能量需要的多少与吃的食物的营养成分、吃的多少以及吃饭的快慢有关，吃得越多，食物消化吸收所需能量越多；吃得越快，食物热效应越高。

**4 生长发育消耗**

能量还有一部分很重要的消耗，就是生长发育需要的消耗。从胚胎开始，机体生长发育中形成新的组织都需要能量。孕妇的子宫和胎盘发育、胎儿生长以及体质储备、乳母泌乳等都会增加机体能量的消耗。

> **小贴士** 大家是不是有这样的经历，虽然不是夏季，但是吃饭吃着吃着就出汗了？婴儿吃奶的时候，经常吃得满头大汗？这些都是食物热效应的一种外在表现。

## ▍需要多少能量？

热量的摄入量应随年龄增长而逐渐减少，50岁以后应较18～49岁的成年人减少419～1046千焦。老年人基础代谢率低，活动量少，所需能量相应减少。老年人减少的热量，主要是降低碳水化合物和脂肪的摄入量。

下表中的轻、中、重是指体力活动水平，办公室职员、售货员、酒店服务员等工作属于轻身体活动水平，机动车驾驶、电工安装等属于中身体活动水平，体育运动、装卸、炼钢等属于重身体活动水平。

中国50～64岁居民膳食能量推荐摄入量　　　单位：千焦/天

| 体力活动水平 | 男 | 女 |
| --- | --- | --- |
| 轻 | 8790 | 7325 |
| 中 | 10255 | 8581 |
| 重 | 11720 | 9837 |

中国65～79岁居民膳食能量推荐摄入量　　　单位：千焦/天

| 体力活动水平 | 男 | 女 |
| --- | --- | --- |
| 轻 | 8581 | 7116 |
| 中 | 9837 | 8162 |
| 重 | — | — |

## ▍能量缺乏与过剩

老年人的营养及相关疾病从营养与健康关系来看，老年人群比一般人群更加脆弱，更易受到能量缺乏的冲击，一般在生活较贫困的老年人中最明显。人体每日摄入的能量不足，机体会运用自身储备的能量，甚至消耗自身的组织以满足生命活动的能量需要，出现能量缺乏症状，如体力下降，行动迟缓，体重减轻，甚至死亡等。

能量摄入过剩，则会在体内储存起来，人体内能量的储存形式是脂肪，脂肪在体内的异常堆积，会导致肥胖和机体不必要的负担，并可成为诱发心血管疾病、某些癌症、糖尿病等退行性疾病的危险因素。

# 为什么要吃碳水化合物？怎么吃？

## ▌碳水化合物是什么？

碳水化合物，又称为糖类，是自然界中最丰富的能量物质。碳水化合物是一个大家族，通常按照聚合度将其分为单糖、寡糖和多糖。膳食纤维是碳水化合物的重要组成部分，主要指那些不被人体消化吸收的部分寡糖和非淀粉类的多糖。碳水化合物的重要功能是为人类提供能量，主要存在于谷类、水果和蔬菜等食物中。

近年来，随着营养科学的发展，人们对碳水化合物生理功能的认知已从"提供能量"扩展到对慢性病的预防，如调节血糖、血脂、改善肠道菌群等更多方面，而与慢性病关系的研究也有许多新的研究成果，这些成果丰富了人类对碳水化合物营养作用的认识和理解。

## ▌为什么要吃碳水化合物？

食物中的碳水化合物经消化吸收后，在肠壁和肝脏几乎全部转化为葡萄糖。葡萄糖被称为"首要燃料"，食物中的糖消化成葡萄糖，直接吸收入血液循环。血糖被输送至全身各组织细胞中，氧化分解成二氧化碳和水，同时释放出大量能量，供人体利用消耗或转化为细胞的组成部分，被机体组织所利用。葡萄糖是机体大脑的主要能源，在正常环境中，大脑中没有糖原或不储存能量，大脑的神经系统直接利用葡萄糖来维持生命活动。

碳水化合物还是构成组织的重要物质，并参与细胞的组成和多种活动。每个细胞都有碳水化合物，分布在细胞膜、细胞器膜、细胞质和细胞间基质中。糖可以和脂肪、蛋白质等成分结合，分别形成糖脂、糖蛋白。在人的脑和神经组织、肾上腺、胃、脾、肝、肺、胸腺、视网膜、红细胞、白细胞等都含有糖脂；软骨、骨骼、眼球的角膜、消化道及呼吸道分泌的黏液等都含有糖蛋白。

此外，充足的碳水化合物的摄入，有节约蛋白质的作用。因为机体需要的能量主要是由碳水化合物提供，当膳食中的碳水化合物供应不足时，机体为了满足自身对葡萄糖的需要，就会通过将蛋白质转化成糖的作用来产生葡萄糖。此时，体内的蛋白质，甚至是器官中的蛋白质，如肌肉、肝、肾、心脏中的蛋白质，都可能被动用，从而造成对人体及各个器官的损害。而摄入充足的碳水化合物，则可以避免此类情况的发生。

另外，脂肪在体内代谢时，需要葡萄糖的参与，否则无法彻底氧化代谢而生成过多的酮体，会导致酮血症和酮尿症。这类现象常常在减肥或节食人群中发生，也即通常人们所说的"饿晕了""饿得头昏眼花"，可能为酮血症和酮尿症的症状。

除此之外，摄入充足的碳水化合物可以产生葡萄糖醛酸，其在肝脏能与细菌毒素、酒精、砷等许多有害物质结合，有利于解毒。研究还发现，不消化的碳水化合物在肠道菌群的作用下，发酵产生短链脂肪酸，也有着较好的解毒和促进健康作用。

## 碳水化合物摄入过量或缺乏会不会有危害呢？

碳水化合物是供给人体能量最基本的营养物质，摄入过量或缺乏都会对机体造成伤害。

由于人体储存葡萄糖的能力有限，成年人一般只能储存400克左右，其中200～300克是作为肌糖原储存于肌肉中，中枢神经系统、红细胞只能依赖葡萄糖的无氧酵解提供能量。在饥饿、禁食或某些病理状态下，细胞中的碳水化合物储备——糖原就会耗竭，此时，为维持血糖浓度的稳定和大脑的供能，糖异生作用就会被激活，脂肪动员会被加强。大量的脂肪酸经过氧化分解提供能量的同时，由于前面所述的生酮作用，会在机体缺乏充足碳水化合物的情况下，酮体无法完全分解，而使血液、尿液中酮体增加，从而导致酮血症或酮尿症。

在碳水化合物长期摄入不足时，虽然人体总能量摄入是足够的，但仍可能会感觉全身无力，疲乏、血糖含量降低，产生头晕、心悸、脑功能障碍等症状。同时，还可能会影响大脑活动，反应迟钝，从而导致思考力减退。

那么，是不是碳水化合物摄入越多越好呢？显然也不是。

大家都知道一个道理："糖吃多了也会长胖"。确实，碳水化合物的摄入量对血脂、低密度脂蛋白胆固醇的影响成正比。当膳食中过度"缺乏油水"，又增加了碳水化合物的摄入时，过剩的碳水化合物会以脂肪的形式被储存起来，血脂反而增加。长期高碳水化合物摄入，对糖尿病的发生和发展都非常不利。

## 怎么摄入碳水化合物呢？

由于碳水化合物是人类获得能量最经济和最重要的来源，很多国家和地区的人群中，由碳水化合物实际提供的能量在60%～70%。我国也存在这种情况，特别是在一些经历过三年自然灾害的老年人中。但是老年人对于双糖的有效利用率较低，过多的摄入将会导致高甘油三酯症和高胆固醇血症的患病风险增大，正常摄入量为300～350克/天。同时，老年人的膳食中应补充适当的膳食纤维，这样有助于改善肠道菌群，促进食物的消化，减少老年人便秘的风险。

那么，碳水化合物都在哪些食物中呢？

我国居民的碳水化合物主要来源于米、面及其制品，其次是杂粮薯类、蔬菜、水果等。中国疾病预防控制中心在2010—2012年对我国居民营养健康状况监测结果表明，我国居民平均每标准人日粮谷类食物摄入量为338.3克（其中大米及其制品178.4克、面及其制品143.1克、其他谷类16.8克）。但是，调查也显示，过去20年，主食的摄入量呈现下降趋势，城市下降水平较农村高；而且，成年男性和女性每日碳水化合物摄入量小于100克。这些变化对人群健康的影响还在研究中。

值得注意的是，推荐健康的老年人多选择一些粗加工的粮谷类食物，它们保留了更多的膳食纤维、维生素和矿物质，在体内被吸收的速度缓慢，能避免血糖骤然升高，同时还能带来长时间的饱腹感。除了米饭、馒头这些主食外，其实生活中还有很多碳水化合物食物，不仅热量低，而且还具有很强的饱腹感，完全不用担心会长胖。下面就给大家介绍一些。

| 糙米 | 比起精米来，糙米的口感虽然是差一些，但糙米保留了丰富的营养，维生素的丢失更少，而且饱腹感比精米强。可以适当多吃一些糙米。既能饱腹减肥，又能提供全面的营养。 |
| --- | --- |
| 小米 | 小米的营养其实很丰富，但由于产量比较低，生活中食用量远远不及大米。小米中含有丰富的蛋白质和膳食纤维，而且还含有一般食物中不具有的胡萝卜素，居于粮食之首。 |

| | |
|---|---|
| 玉米 | 玉米中含有较多的粗纤维，比精米、精面高4～10倍。玉米中含有大量的镁，镁可加强肠壁蠕动，促进机体废物的排除。它还含有丰富的钙、磷、硒以及卵磷脂、维生素E等。 |
| 荞麦 | 荞麦有四个品种：甜荞、苦荞、翅荞和米荞麦。我们通常食用的是苦荞和甜荞。市场上有荞麦片、荞麦粥、荞麦挂面、荞麦面包等出售。荞麦含有的烟酸成分能促进机体的新陈代谢，增强解毒能力，还具有扩张小血管和降低血液胆固醇的作用。 |
| 豌豆 | 生活中豌豆一般都是作为配菜，很少有把它作为主食来食用，但对于减肥的人而言，是可以把它作为主食来食用的。豌豆中含有丰富的B族维生素，有助于糖类、脂肪、蛋白质的分解和吸收。此外，豌豆中含有丰富的膳食纤维。 |

最后，对于老年朋友来说，摄食碳水化合物时需要注意以下问题。

1. 主食宜粗细搭配，酌情选用杂粮。例如，可以做成二米粥（大米小米粥）、薏米粳米饭、黄豆粉面粉馒头、黑米面粉花卷、荞麦面粉煎饼等，全天碳水化合物提供的能量应占总能量的一半以上。

2. 餐餐有蔬菜，推荐每天吃一小碗蔬菜，叶茎类蔬菜不少于一半。

3. 每日膳食中可酌情搭配豆类或杂豆类食物，如黄豆、黑豆、青豆、红豆、绿豆、豌豆、蚕豆等。

4. 慎食或少食油炸类面点（如油条、果子、麻花、馓子等），以及蛋糕、饼干、打糕、年糕、汤圆、粽子、碳酸饮料等。

5. 适量摄入粗粮，忌过多摄入，以防造成腹胀、消化不良、影响钙、镁、锌等营养素的吸收，反而伤害身体或易发生或引发低血糖状况。

6. 可天天食用水果，但要注意辨体慎食，正常情况下一天一两个正常大小的新鲜水果即可，不可过量。

7 应按体重和体力活动量算出总能量后酌情确定全天碳水化合物的摄入量，注意餐次的合理分配和各餐的搭配合理，并按分配进餐，一日至少三餐，可按早餐、中餐、晚餐各1/3，或早餐1/5、中餐和晚餐各2/5的主食量进行分配，做到规律进食和平衡膳食。

# 蛋白质的功与过

## ▌蛋白质是什么？

蛋白质是一切生命的物质基础，我们的皮肤、肌肉、内脏、毛发、韧带、血液以及内脏中的各种激素、消化酶等都是以蛋白质为主要成分的。蛋白质不仅是构成机体组织、细胞的基本材料，更参与了生命活动几乎所有的过程，如遗传、生殖、发育和能量代谢等。

由于人体有8种氨基酸无法自身合成，必须从食物中摄取，这类氨基酸被称为必需氨基酸。含有8种必需氨基酸且含量较接近人体蛋白质的食物来源被称为优质蛋白质。优质蛋白质主要来源于肉、豆、奶、蛋。其他食物虽然也含有蛋白质，但是要么必需氨基酸含量较低要么种类不全，在人体中的消化吸收率较低。

## ▌蛋白质为何如此重要？

### 1 蛋白质是构成和修补人体组织的重要物质

人在外伤、烧伤、骨折、出血的治愈过程中需要合成新的蛋白质；运动员要进行不断的训练，通过合成新的蛋白质才能增强体力；孕妇要合成更多的蛋白质以满足胎盘、子宫、乳房和血的额外需要，分娩以后喂补婴儿的奶汁又需要从饮食中补加额外的蛋白质以满足其合成所需，每1000克人奶约含12克蛋白质。所以说饮食造就人本身，指的就是蛋白质的构架作用。

**2　维持体内的蛋白质动态平衡**

人体内的血红细胞约120天更新一次，肠黏膜细胞每隔一天半更新一次，还有人体的头发、指甲、皮肤等细胞更新，都会通过体液、汗液、尿及粪等代谢，发生蛋白质损耗。这些稳定的转换和损失，都要从食物中的蛋白质摄取，以满足人体合成蛋白质的需要。

**3　生理调节作用**

激素和酶是生命活动的激发剂和催化剂，它们的化学本质都是蛋白质，保护机体不受病菌侵袭的抗体也是蛋白质。凝血必须依靠蛋白质才能实现。

**4　维护皮肤的弹性和韧性**

胶原蛋白是人体结缔组织的组成成分，有支撑、保护作用。在人的皮肤中，胶原蛋白含量高达9%，维护着人类皮肤的弹性和韧性。如长期缺乏蛋白质会导致皮肤的生理功能减退，使皮肤弹性降低，失去光泽，出现皱纹。

**5　供给能量**

蛋白质在体内的主要功能并非供给能量，但它也是一种能源物质。人体能量的主要来源为碳水化合物和脂肪，当它们供能不足时机体会动用蛋白质氧化分解提供能量，向机体提供的能量占每天所需总能量的10%～15%。

## ▌蛋白质吃不对，身体要遭罪？

蛋白质对于老年人有着至关重要的作用，尤其是优质蛋白质，这是因为在老年人体内代谢的过程主要为分解，与年轻人相比，老年人对低剂量氨基酸摄入的合成代谢刺激反应较小，然而，老年人的这种缺乏反应性可以通过优质蛋白质（或必需氨基酸）的摄入来克服。同时，蛋白质的摄入可以改善肌肉萎缩、维持骨骼健康。但是老年人的消化系统老化，消化能力较弱，所以蛋白质的补充不宜过剩，建议优质蛋白的摄入量为1.0～1.5克/［千克（体重）·天］。

俗话说："物无美恶，过则为灾"。蛋白质对人们的身体健康起到举足轻重的作用，但再好的东西也不能过量。摄入蛋白质不足将会导致相关缺乏症的产生，诸如生理代谢紊乱、免疫功能下降等；摄入过多则会加重肝脏和肾脏的负担。

### 1 蛋白质营养不良——蛋白质缺乏症

对于老人来说，消化系统衰退会导致牙齿脱落等生理问题，进而影响对食物尤其是肉类的兴趣；同时，不少老人担心血脂过高，对荤菜敬而远之，总觉得饮食越清淡越好，甚至认为吃素能长寿，这些容易引起蛋白质缺乏。

若老年人缺乏蛋白质，轻度的则会感到疲倦、虚弱、抵抗力降低；长期则会出现体重减轻、肌肉萎缩、血压低、贫血等症状，严重的甚至会造成浮肿、免疫功能低下、对疾病的抵抗力降低。尤其是在感染外伤时，如果蛋白质的供应不足，易使体内缺乏生长、更新、修复损伤细胞的原料，还会使内脏器功能衰退，导致伤口恢复缓慢，病程延长。除此之外，缺乏蛋白质会导致老年人肌肉萎缩，到一定程度时则会影响肌肉正常功能，降低老年人的活动能力，促使老人出现极易摔倒、骨折的情况，增加了残疾和丧失生活自理能力的风险。

### 2 蛋白质摄入过量对身体的危害

| | |
|---|---|
| 肥胖 | 食物中的蛋白质含量较高，往往脂肪的含量也较高。比如猪肉、牛肉、羊肉等动物性食物。过量食用这些高蛋白的食物，同时这些食物又含有大量的脂肪，就会不知不觉地增加脂肪的摄入量，肥胖就悄然出现了。 |
| 肝脏受损 | 肝脏是蛋白质的主要代谢器官。如果蛋白质摄入过量，势必会增加肝脏分解代谢的负担，从而对身体产生不利影响。 |
| 肾脏受损 | 摄入的过量蛋白质代谢后要通过尿液排出体外，从而加重肾脏的负担。患急性肾小球肾炎的病人摄入过多的蛋白质，会促使肾小球硬化。肾功能不全和氮质血症者，应限制蛋白质摄入量（以20克/天为宜），且应摄入优质蛋白质，如牛奶、鸡蛋等。蛋白质过多，会加重氮质血症和尿毒症。 |
| 其他危害 | 除此之外还有脑损害、精神异常、骨质疏松、动脉硬化、心脏病等。 |

## 我国老年人蛋白质摄入新问题

随着经济水平的快速提升，从总体上看，全国居民从粮食、蔬菜、水果中摄入的植物性蛋白质有所降低，从肉类、蛋类、奶类、水产品中摄取的动物性蛋白质比例稳步提升。

然而，中国居民肥胖病、胆固醇偏高等症状屡见不鲜，主要原因在于饮食不均，从肉类中获取的蛋白质偏高，而从蛋类、奶类、水产品等低脂类动物性食物中获得的蛋白质依旧不足，于是摄入了过量的蛋白质和脂肪。

总之，随着生活水平的提高，物质供应够了，但有些人因为缺乏合理的蛋白质摄取量，蛋白质质量意识不足，长期吃鱼、肉等，肥胖"三高"问题增多，严重影响身体健康。

## 蛋白质的食物来源和推荐摄入量

### *1*　蛋白质的主要食物来源

蛋白质广泛存在于动物和植物体内。蛋白质数量丰富，且质量良好的食物主要为动物性食物，包括畜肉、禽肉、鱼、奶类、蛋类等。一般情况，畜、禽、鱼类蛋白质含量为16%～20%，鲜奶为2.7%～3.8%，奶粉为25%～27%，蛋类为12%～14%。

此外，植物性食物中的豆类蛋白质含量也较高。干豆类蛋白质含量在20%～24%，其中大豆蛋白质最高含量可达30%～40%，氨基酸组合也比较合理，在体内利用率也较高，是植物性蛋白质中非常好的蛋白质来源。硬果类如花生、核桃、葵花子、莲子等蛋白质含量也较高，一般在10%以上。值得注意的是，谷类虽然蛋白质不高，且缺乏人体必需氨基酸，但是

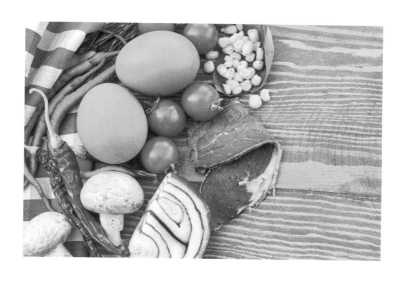

由于每天摄入量较大，依然是重要的蛋白质来源。而且，我国以谷薯类为主食，在谷薯类的基础上加上一定量的动物和豆类优质蛋白质，就能很好地实现蛋白质互补作用，满足营养需要。

### 2 蛋白质的摄入量

世界各国对蛋白质的摄入量没有一个统一的标准，一般对人体需要量的衡量依照年龄的不同有不同的方法。中国膳食以植物性蛋白质为主，依照中国的饮食习惯和膳食构成以及老年人的蛋白质的代谢特点，中国营养学会2013年提出的《中国居民膳食营养素参考摄入量》中，以轻体力劳动为准，针对60岁以上人群的蛋白质推荐摄入量为男性每日65克，女性每日55克，蛋白质供给的热量占总热量的10%～15%为好，并且优质蛋白质每日应不低于供给量的1/3～1/2。有长期运动习惯的老年人对蛋白质的需求量会更高一点。

一直认为老年人与中年人的蛋白质需要量没有不同。但有学者认为，将中年人的摄入量用于老年人不能达到氮平衡，老年人的蛋白质摄入

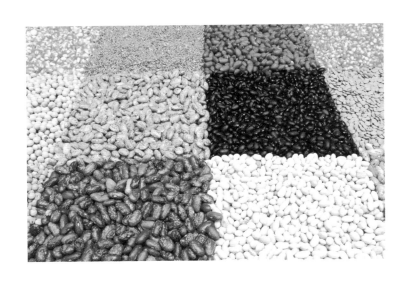

量在1.0~1.3克/﹝千克（体重）·天﹞时才能达到氮平衡。由于随着年龄的增长，老年人机体的个体差异显著高于中年人和青年人。主要体现在老年人的蛋白质合成能力降低，瘦体组织逐渐减少，而脂肪组织相对增多；消化吸收功能与排泄功能逐渐减弱；肝脏及肾脏功能减弱，与消化功能降低有相互影响。部分内分泌代谢改变，如男女分别出现雄激素及雌激素的组织浓度下降，影响分解及合成代谢；女性的尿钙排出量比中年时期明显增加，这些改变都直接或间接跟蛋白质的摄入量有关。

## ▌ 对于特殊人群的蛋白质摄入量建议

### 1 肾功能不全患者

肾功能不全患者要根据情况确定合适的蛋白质摄入量。蛋白质的新陈代谢需要经过肾脏来排泄，因此肾功能不全者就会影响到蛋白质的新陈代谢，代谢废物的累积会加重肾功能的压力以及衰竭，如果肾功能一直遭受损害，这时就需要降低对蛋白质的摄入量，减小肾功能的压力，采取优质低蛋白是非常不错的一种选择。优质低蛋白是一种在低蛋白范围内可以提供60%以上的优质蛋白质，这种优质低蛋白主要来自鸡蛋、奶制品、鱼肉等食物中，其每天的摄入量应控制在0.4~0.6克/千克（体重）。例如，体重为70千克的患者每日摄入28~42克，严重者应减少摄入量。

### 2 肝硬化患者

这种病人，由于肝硬化导致肝细胞损害，肝功能是不正常的，如果不加以重视，甚至会导致肝昏迷。一般建议此类患者应该摄取低蛋白饮食限制蛋白质供应量，但应多摄取一些优质蛋白质来源的食物，可以吃一些鱼类、肉类，喝牛奶或吃一些植物性蛋白质，如谷类食品、豆类等，每日蛋白质供应量应不超过20克。

### 3 蛋白质过敏者

有些过敏的人在吃了很多蛋白质后容易出现麻疹、腹痛、腹泻、皮肤发红、湿疹、瘙痒等。此类人群应在日常生活中注意蛋白质的来源和摄入量，尤其是控制饮食，避免吃含致敏原的食物以及蛋白质含量较高的食物。另外，现在很多医院可以检查致敏原，可帮助这类人群明确自身致敏原，实现精准防控。

### 4 饮食中蛋白质摄入不足或机体丢失过多者

如创伤、烧伤、大面积皮肤溃烂、外科手术后、肿瘤放化疗等患者，可使用适量蛋白粉、氨基酸类营养品作为补充食物，减轻机体的消化负担，提高蛋白质的利用率，有效提高机体的新陈代谢作用和修复作用。

 专家来辟谣

**吃猪蹄、鸡爪能补胶原蛋白吗？会让我们皮肤白白嫩嫩吗？**

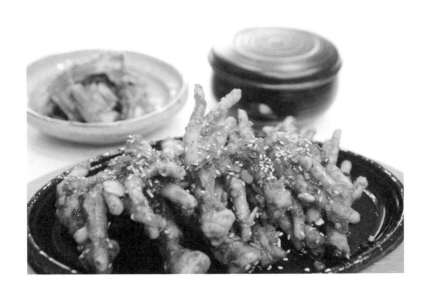

猪蹄、鸡爪这类食物富含胶原蛋白，但也确实不好消化，吃鸡爪、猪蹄补充胶原蛋白的效果并没有大家想象得那么好。其原因主要有以下四点：

1. 鸡爪、猪蹄中虽含有胶原蛋白，但是人体摄入胶原蛋白后首先要被转化为氨基酸，会先合成人体最需要的蛋白质，而不一定能合成胶原蛋白。

2. 胶原蛋白的合成需要维生素C的帮助，因此要促进胶原蛋白合成必须要补充维生素C丰富的蔬菜水果。

3. 优质蛋白质消化吸收后也可以合成胶原蛋白，而且优质蛋白质消化吸收利用率较高，因此要补充胶原蛋白，选择肉、蛋、奶等优质蛋白质效果更好。

4. 富含优质蛋白的猪蹄往往脂肪含量较高，反而会增加能量摄入。

## ▌补充优质蛋白的两个技巧

蛋白质是三大产能营养素之一，成年人每天需要摄入足量的蛋白质。在补充蛋白质的时候，需要掌握这两个技巧才能提高蛋白质的利用率。

| | |
|---|---|
| **食物多样** | 食物多样化的原则是非常重要的。除了母乳可以满足6个月内婴儿的全部需求，世界上没有一种食物可以满足人体所需的全部营养素。在补充蛋白质的时候也要讲究食物多样化的原则，不同的食物含有的氨基酸种类和数量也不相同。如谷薯类是中国人的主食，但是蛋白质含量较低，且缺乏必需氨基酸，不是蛋白质的良好来源。谷薯类宜与豆类、蛋类、肉类及奶类同食，达到蛋白质互补的作用，事半功倍。 |
| **同时食用** | 人体必需氨基酸有8种，这些必需氨基酸是人体无法合成的，必须从食物中所获取，但并非所有食物中都含有这些必需氨基酸。如果食物中含有的氨基酸种类多、数量充足，并且组成蛋白质的这些氨基酸最好同时存在才能合成人体所需要的蛋白质。这就需要不同食物中蛋白质的食用时间越近越好，同时食用更能提高蛋白质的利用率。 |

## ▌让人又爱又恨的脂肪

可以说，世界上所有的美味都离不开脂肪的"辅佐"！让我们闭上眼想想自己爱吃的食物，脑海中冒出每一种——如火锅、各类中式炒菜、油炸食品、各式糕点，是不是都有油脂的身影？而我们中国人对油脂的应用更是出神入化，五千年的饮食文化积淀，让我们探索出几十种可以食用的植物油和动物油，而这些油脂运用在中式菜肴中，往往迸发出了很多美食的灵感。

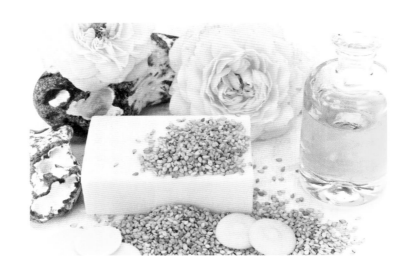

## ▌脂肪有啥作用？

脂肪是人体的重要组成部分，在人体内的主要功能是储存和供给能量，被称为"人体的燃料库"。

脂肪在人体内的储存量很大，储存脂肪最多的地方是皮下、腹腔网膜和内脏及周围。人体内的脂肪不仅可以保持体温、固定内脏、起缓冲作用，还可转变为糖提供能量，并有润滑皮肤、促进脂溶性维生素的吸收等作用。它提供了人体生存所必需的营养和能量，是供能的最大的一部分。同时，脂肪还是多余能量的仓库，太多会影响美观和健康。

值得注意的是，在内脏、血管中的脂肪对人体的危害很大，往往使高血压、高血脂及高血糖等疾病罹患率升高，称为健康的一大"杀手"。"千金难买老来瘦"！人进入老年之后，血管弹性下降，肌肉萎缩，血液流动变慢，从而引发各个脏器的营养不良，使脏器功能下降，导致对疾病的抵抗力大幅度降低。脂肪本身占去很多血液，就会加剧各个器官的缺血状况，更容易引发各种老年性疾病。当这种缺血最终影响心脏和大脑时，轻则心绞痛、脑萎缩，重则心肌梗死、脑梗死、阿尔茨海默病。美国心脏协会2016年公布的一项研究结果显示，吃"对"脂肪可以挽救全球超过100万人的生命。

## ▌脂肪到底是什么呢？

脂肪是一大类疏水性生物物质的总称，在人体中主要以甘油三酯和类脂的形式存在；它们共同的特点是难溶于水，易溶于有机溶剂。其中，人体95%以上的脂肪是以甘油三酯的形式存在于脂肪组织和血液中的，5%左右的脂肪是以类脂形式存在于生物膜（如细胞膜）、神经组织和血浆中。甘油三酯通过水解得到脂肪酸，供给机体营养。

最具营养价值的脂肪酸有两种，一种是亚油酸，一种是亚麻酸。这两种脂肪酸都是人体的必需脂肪酸，即人体无法自身合成，必须从食物中摄取的脂肪酸。它们是脑、神经组织和视网膜中含量最高的脂肪酸，对脑、视力的健康有十分重要的作用。

脂肪有很多很多种，其中有些对我们的健康至关重要，只能从食物中获取，也并不是所有脂肪大家族里的成员都会让你长胖，接下来就介绍几种重要的脂肪。

## ▌令人闻之色变的胆固醇真的那么可怕吗？

胆固醇是一个被长期妖魔化的营养物质，被认为是导致心脑血管疾病的罪魁祸首。医生往往严重警告病人要少摄入胆固醇，却忘了告诉病人关于胆固醇的基本常识：胆固醇是组成细胞膜的重要元素。它到底有多重要呢？如果一个生物细胞是一栋大楼，细胞膜是支撑结构的水泥，胆固醇就是水泥中的钢筋。胆固醇是全身细胞都需要的重要成分，没有胆固醇细胞无法构成形状。任何动物，包括人在内，没有胆固醇就是一堆"豆腐渣"。胆固醇是合成胆汁酸的原料，没有胆固醇就没有胆汁，人类就没有消化油脂的能力。胆固醇是合成类固醇激素的原料，肾上腺、卵巢和睾丸这些器官都需要胆固醇来合成激素。没有胆固醇，人类作为一个物种的基本功能都无法实现，如生长和繁衍。

实际上，《中国居民膳食营养素参考摄入量》（2013版）就已不再为胆固醇摄入制定上限。

这不免会让我们产生疑惑，究竟胆固醇的摄入需要不需要限制呢？

健康饮食最重要的还是综合考虑，高胆固醇食物也要看具体情况区别对待。像鸡蛋、鱿鱼这样的食物胆固醇不低，但营养比较丰富，脂肪含量也不高，它们完全可以成为健康饮食的一部分，而像肥肉这样高胆固醇、高脂肪，又没多少其他营养的食物，自然还是少吃为妙。

当然，过多地从食物中摄入胆固醇，引起血脂水平升高，那就会带来"负面"的效应了。众所周知，血清胆固醇如果过高，会造成动脉粥样硬化，而动脉粥样硬化又是冠心病、心肌梗死和脑卒中的主要危险因素。

科学家们还发现，饮食中饱和脂肪酸摄入量对升高血清胆固醇的影响较大。当膳食中胆固醇量一样时，饱和脂肪酸摄入量高者相比饱和脂肪酸摄入量低者，其升高血清胆固醇的作用要强。这也是为什么近年来普遍提

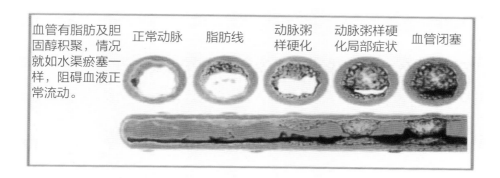

倡减少饱和脂肪酸摄入，增加不饱和脂肪酸摄入量的原因之一。

那么，饱和的脂肪酸和不饱和的脂肪酸都存在于哪些食物中呢？

一般来说，动物性来源的油脂饱和脂肪酸含量较植物油高，且畜肉高于禽肉，禽肉高于鱼肉等水产品。另外，饱和脂肪酸含量高的油脂凝固点高，如牛油、猪油等，冬天基本呈现固体的性状；不饱和脂肪酸含量高的油脂如常见的植物油，一般都呈现液体的状态。我们可以根据这些特点来判断油脂的成分特点。

胆固醇之前之所以被冠以"恶名"，主要与人们的饮食结构发生改变密切相关。随着人民生活水平的不断提高，人们对胆固醇的摄入越来越多，高血压、糖尿病、冠心病等"富贵病"患病率也越来越高，胆固醇也因此背了"黑锅"。因此，对于胆固醇的控制，关键在于饮食控制。适当地摄入胆固醇是必要的，但是也不能因为胆固醇与心血管疾病没有相关性而过度摄入。胆固醇的神秘面纱到此就全部揭开了。其实，不只是胆固醇，任何食物或者营养摄入过度都会引起不适甚至疾病。均衡的饮食，才是王道！

## 老年人也需要"脑黄金"DHA

二十二碳六烯酸（DHA）素有"脑黄金"之称，备受人们关注，更是被各种商家吹捧得天花乱坠。那这个传说中很神奇的DHA到底要不要补？该怎么补呢？

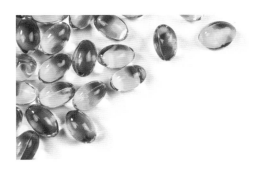

DHA，一种$\omega$–3不饱和脂肪酸，是神经系统细胞生长及维持的一种重要营养成分，是大脑和视网膜的重要构成成分，在人体大脑皮层中含量高达20%，在眼睛视网膜中所占比例最大，约占50%。DHA作为一种重要的多不饱和脂肪酸，具有增强记忆与思维、提高智力等作用，它能维持大脑视觉、学习能力、协调能力、情绪功能。当缺乏DHA时，可能引发包括智力障碍、皮肤异常、不育等一系列症状。小时候，人脑中的DHA会不断地增多；长大后，人脑中的DHA就会逐渐减少；老年时，人脑中的DHA减少到一定程度就很容易引起脑部功能的退化，从而容易引起阿尔茨海默病。

所以，为了预防阿尔茨海默病，老人应该适当补充DHA。研究发现，成人补充DHA还可以降低血液黏稠度，控制血液中的胆固醇和血脂水平，提高免疫与新陈代谢能力，减轻炎症，维持水分平衡，预防心脏血管疾病。DHA能够促进细胞能量的合成，从而减缓皮肤老化，同时保护皮肤避免化学物质、污染等伤害。DHA能够帮助皮肤重建结缔组织，保持皮肤的弹性，维护皮肤细胞的正常的新陈代谢。DHA在抗衰老方面有明显的功效，不仅对抗皱有好处，还能够改善黑眼圈、面部浮肿等皮肤问题。

中国有句老话"药补不如食补"。DHA也不例外，它广泛存在于食物当中。鱼类和藻类是DHA最好的天然来源——深海中畅游的鱼，它们是有活力的DHA"携带者"；深海中沉默却极具生命力的藻类，它们是温柔的DHA"携带者"，比如三文鱼、沙丁鱼等海鱼类，海带、紫菜、裙带菜等海藻类，还有虾、贝类。此外，蛋黄也是可以帮助补充DHA的。坚果中含有α-亚麻酸，在体内也有一小部分可以转变成DHA。选择天然食物为来源的DHA，有补充剂不能替代的优势。膳食补充剂只是含有DHA一种营养素，而天然食物中除了DHA，还能同时获取蛋白质、钙、磷等营养物质，营养效能更高，尤其适合身体各方面较弱，需要全面摄入各种营养素的老年群体。

## ▌"第三营养素"卵磷脂，你了解多少？

卵磷脂，又称为蛋黄素，曾被誉为与蛋白质、维生素并列的"第三营养素"，是一类存在生物界的含磷脂类物质。自1844年法国人戈布利（Gobley）第一次从蛋黄中分离出该物质以后，其生物学功能就受到人们的关注，尤其是在近些年，大豆卵磷脂的生理功能不断被人们发现并证实，是目前全世界医学界唯一认定有健脑、健智、增强记忆功效的产品，目前已经被广泛用于保健品领域。可以说，卵磷脂是生命的基础物质，人

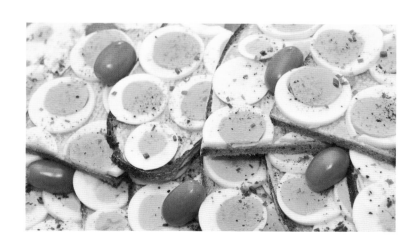

类生命自始至终都离不开它的滋养和保护。它存在于每个细胞之中，更多的是集中在脑及神经系统、血液循环系统、免疫系统以及肝、心、肾等重要器官。人脑大约含有40%的卵磷脂，长时间地用脑或处于紧张状态下，卵磷脂的消耗会明显地增加，当机体长期缺乏卵磷脂，则会造成记忆力的明显衰退。有研究报道，脑功能衰退的老年人，口服卵磷脂能够防止脑老化，儿童经常吃含有卵磷脂的食品可以促进大脑发育、增强记忆力，并有助于骨骼的发育。

脑部的乙酰胆碱减少是引起阿尔茨海默病的主要原因，乙酰胆碱是神经系统信息传递时必需的物质。而且"胆碱"是卵磷脂的基本成分，卵磷脂的充分供应将保证机体内有足够的胆碱与人体内的乙酰结合为"乙酰胆碱"，从而为大脑提供充分的信息传导物质。大脑能直接从血液中摄取卵磷脂及胆碱，并很快转化为乙酰胆碱。长期补充卵磷脂可以减缓记忆力衰退的进程，预防或推迟阿尔茨海默病的发生。

卵磷脂还是肝脏的保护神，磷脂中的胆碱对脂肪有亲和力，若体内胆碱不足，则会影响脂肪代谢，造成脂肪在肝内积聚，形成脂肪肝甚至会发炎肿胀。卵磷脂不但可以预防脂肪肝，还能促进肝细胞再生，同时，磷脂可降低血清胆固醇含量，防止肝硬化并有助于肝功能的恢复。此外，在20世纪60年代，科学家们就发现卵磷脂可能具有保护心脏的作用，在进一步的研究中，终于证实卵磷脂对心脏健康有积极作用。这是因为它能调节胆固醇在人体内的含量，有效降低胆固醇、高血脂及冠心病的发病率。

市面上一些补充卵磷脂的产品价格昂贵，许多老年人会舍不得消费，其实我们从日常食物中，就可以补充卵磷脂。大家都知道平时经常吃鱼是有利于促进大脑发育的，尤其是经常用脑的白领或者学生都可以服用卵磷脂来提高智力水平，能增强大脑的记忆能力和分辨能力，能延缓衰老。经常吃鱼对于大脑的发育有诸多的好处。鸡蛋含有很多的优质蛋白质，还含有丰富的卵磷脂成分，对于大脑的发育也是有很大作用的，还能起到很好的健脑益智的功效，平时可以多吃一些鸡蛋，能更好地解决大脑保健的问题。

# 矿物质与保健养生

矿物质是人体不可缺少的营养成分，人体依靠着它的营养供给而存活。但是矿物质在人体所占的含量有多少呢？饮食中哪些食物中含有这些矿物质呢？不同矿物质在人体又起着哪些不同的作用？

## ▌ 钙

我们都知道钙在人体内的存在于骨骼和牙齿，以此来支持人体的运动和咀嚼能力。老年人之所以钙需要量增加，主要是由于上了年纪之后，激素水平发生变化。如妇女绝经之后雌激素降低，影响钙的吸收，导致钙的流失相对增多，进而影响骨的密度。

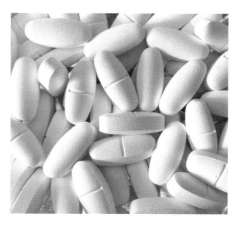

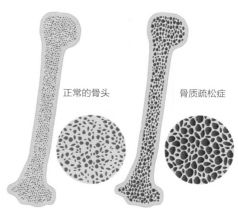

正常的骨头　　　　　　　骨质疏松症

长期骨骼缺钙会导致骨质疏松、骨质增生、骨髓变脆。骨质增生导致身体多处关节疼痛、僵化，骨质疏松、骨骼变脆则使老年人很容易发生骨折。长期缺钙，由于牙槽骨的吸收使牙齿松动，甚至导致牙齿过早脱落。

**1 补钙注意事项**

补钙很重要，补对钙更重要！老年人补钙要注意以下问题。

**（1）钙不是补得越多越好！**

年龄在60岁以上的老年人，每天需要摄入800毫克的钙，过量补钙并不能变成骨骼，反而会引起并发症，危害老人健康。

**（2）喝骨头汤最补钙？错！**

喝骨头汤补钙只是一个美好的愿望而已。

检测数据显示，200克猪骨加入600毫升水炖2小时，每100克汤里的钙含量也只有0.55毫克而已，还不如喝一口牛奶补的钙多。

而骨头汤乳白乳白的跟奶一样，也并不是因为钙，而是脂肪带来的。

所以喝骨头汤未必补钙，但长膘却是杠杠的。

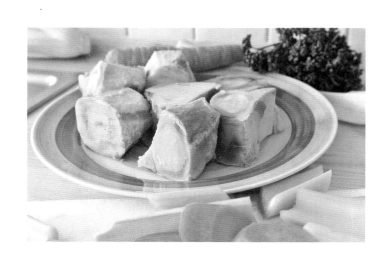

### （3）治疗骨质疏松不是一律补钙！

不同类型的骨质疏松，治疗手段也不一样，否则会出现并发症。继发性的骨质疏松，如钙营养不良引起的骨质疏松，补充钙剂就非常有效；而对于原发性的骨质疏松就不能依靠补钙来治疗。绝大多数老年人发生的骨质疏松属于原发性骨质疏松，这类老年人应该在医生的指导下治疗，盲目补钙没有用。广告上宣传吃了某种补钙制剂，就能治愈骨质疏松，是没有道理的。

在正常情况下，钙与磷在骨中的比例为1∶0.6。钙与磷比例不合适，就会影响钙的吸收和利用。老年人由于对鱼、肉、蛋、动物肝脏等含磷丰富的食物有恐惧心理，摄入不足，尽管补充了足够的钙，但由于没有足够的磷，钙沉积并无明显增加。鲜牛奶之所以对预防骨质疏松有效果，就是因为牛奶中钙与磷比例适当，能达到钙、磷双补的作用。

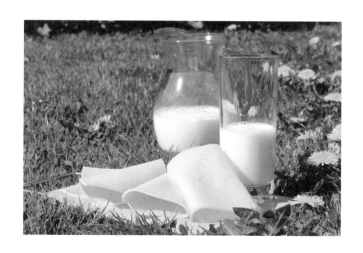

**2 双管齐下，内外兼修**

为了防止缺钙，使老年人健康地度过一生，我们建议老年朋友按照《中国居民膳食指南（2016）》和"中国居民平衡膳食宝塔"的要求，合理安排自己的一日三餐。补钙应以食补为主，增加富含钙的食物的摄入。如多食用奶类与奶制品、豆类与豆制品和海产品等。

牛奶是钙的最好的来源，其含钙量高，易于消化吸收。250毫升牛奶含钙260毫克，可满足每日钙需要量（1000毫克）的1/4。豆类与豆制品含钙量也很丰富，100克大豆含钙191毫克，100克豆腐含钙164毫克。鱼、虾、蟹类与海产品含钙量也很高，100克虾皮含钙991毫克。其他植物性食物如蔬菜、水果都含有一定量的钙，但是钙吸收率比较低。

补钙重要，留住钙更重要，别让辛辛苦苦补的钙白补了。在膳食补钙的同时，老年人应多参加室外运动，阳光中的紫外线可加速体内合成维生素D，而维生素D可以促进钙的吸收。适当的体力活动可促进骨骼钙的代谢，防止骨质疏松，增强骨的抗折能力。一般人平常注意合理饮食，即可满足人体对钙的需要。家中经济条件较好的老年人也可服用含钙的保健食品。老年人应注意，服钙剂时勿饮茶水和碳酸饮料，以免影响钙的吸收。

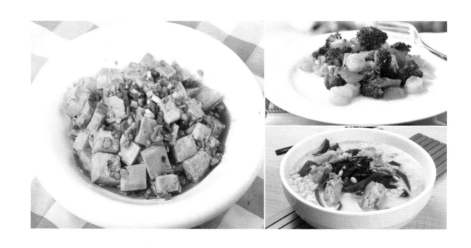

## 今天你补铁了吗?

铁元素是细胞内血红蛋白生成的重要原材料,缺铁性贫血是指机体对铁的需求与供给失衡,导致体内储存的铁耗尽,继之红细胞内铁缺乏从而引起的贫血。缺铁性贫血至今仍是各国普遍而重要的健康问题,尤其是老年人。

老年人缺铁非常普遍。老年人缺铁主要是因为机体消化、代谢功能逐步减退,使胃部功能萎缩,导致胃酸、胃蛋白酶等的分泌减少,使机体对铁的吸收减少,对其他营养的吸收也大幅下降。可想而知,老年人需要及时补铁,才能保证身体健康。

### 1 补铁饮食

老年人的器官都在慢慢退化,消化和吸收能力也在减弱,经常会出现缺铁的现象。所以,老年人需要及时补铁,才能保证身体健康。想要补铁的话,可以从饮食方面下手。那么老年人吃什么补铁呢? 老年人补铁要遵循哪些饮食原则呢?

(1)老年人发生了贫血,首先应查清造成贫血的原发疾病是什么,然后对症施治。重点解除引发贫血的病因。

(2)临床研究发现,许多食物都可以影响人体对铁的吸收,如高脂肪食品、奶制品和蔬菜中的番茄、黄瓜、胡萝卜,以及苏打饼干、花生、茶、咖啡、碳酸饮料等。这些食物都具有抑制胃酸分泌或降低胃酸浓度的作用,故都会影响人体对铁的吸收。因此,人们在补铁的同时应尽量避免食用上述食物。但补铁时可与维生素C同服,也可以配与果汁,这样能够更好地促进铁的吸收。

(3)食物中补铁,应注意给病人补充含有丰富造血原料如蛋白质、铁、铜、叶酸、维生素等的食品。含蛋白质较多的食品有奶类、蛋类、鱼类、瘦肉、豆制品等；含铁较多的食物有动物的肝、心、肾，大枣等。此外，应多吃些绿叶类蔬菜如菠菜、芹菜、油菜等。

（4）铁锅做菜并不补铁！很多老年人出现贫血症状，家人坚持每顿饭都要用铁锅炒菜，信誓旦旦地说这样可以补铁。其实这并不靠谱！首先，无法预计到底从铁锅中溶出了多少铁并且被菜品吸收，更不用说被几次传递后再到达我们体内的概率。其次，从铁锅中溶出的铁，基本上是非血红素铁，它受膳食因素影响较大，吸收率也很低。

### 2 补铁"圣器"

补铁的"圣器"主要是动物性食物，特别是红肉、动物血和内脏等。内脏如猪肝、鸡肝、鹅肝等，由于口感独特、做法丰富而备受大家喜爱；值得注意的是肝脏中维生素A的含量也很高，对于维生素A缺乏者，即使不增加铁的摄入，仅增加维生素A摄入，铁的营养状况也会改善。因此，建议定期吃一次肝脏，既达到补铁和维生素的目的，也避免胆固醇摄入超标。

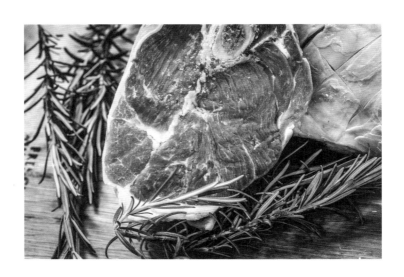

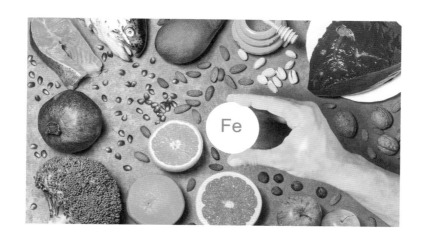

此外，振奋人心的红色食品是铁元素的天然"加油站"。不管是红苹果还是红樱桃、红辣椒、红皮萝卜、胡萝卜，都蕴涵着丰富的B族维生素以及胡萝卜素等，能促进铁的吸收。

新鲜蔬菜含铁量较高的依次为韭菜、荠菜、芹菜等。果类中，桃、香蕉的含铁量也比较多。黑木耳含铁量也相当高，100克黑木耳（干）中含铁量高达97.4毫克，海带、紫菜、香菇中含铁量也不少。含铁量丰富的食物还有动物的肝、肾、舌，以及鸭肫、乌贼、海蜇、海米、蛋黄等动物性食物，芝麻、海带、紫菜、发菜、香菇、黄豆、黑豆、腐竹、大枣、葵花子、核桃仁等植物性食物。

## ▍"碘"到为止

为什么老年人要补碘？

碘是人体必需的微量元素，是合成甲状腺激素的主要原料。甲状腺是人体内十分重要的内分泌器官，位于颈前正中，呈蝴蝶状。甲状腺利用碘和蛋白质合成激素，而甲状腺分泌的激素能够提高机体的代谢活动，维持人体各项正常生理功能。最新研究发现，碘对心肌梗死有防治作用，有降低胆固醇的功效并能破坏沉积在血管壁上的钙盐，阻止动脉粥样硬化的形成。因此，老年人要注意补碘，以满足机体生理的需要。

### 1 食盐加碘意义重大

如今几乎家家户户吃的都是加碘盐。部分人特别是农村的老年人，不理解食盐加碘的意义，认为吃盐就是吃它的咸味，与有碘无碘无关，食用加碘与不加碘盐的区别不大——事实可不是这样。因为如果是碘缺乏病患者，不吃加碘盐会加重病情；普通人如果长期不吃碘盐，身体缺碘，也会致病。采用食盐加碘是最为合理、科学的补碘方法，也是防治碘缺乏病的最佳方法。

### 2 多碘少碘都不行

缺碘会造成甲状腺肿，俗称"大脖子"病。缺碘对人最大的危害是影响智力发育。缺碘引起的轻度智力低下十分普遍。严重缺碘会造成智力障碍等残疾。孕妇缺碘除造成早产、流产和先天畸形儿外，更严重的是影响胎儿大脑的正常发育。应该给育龄妇女、孕妇、喂奶的母亲和婴幼儿补充足量的碘。

人体内的碘有80%～90%来自食物，经肠道吸收后，在细胞外的液体游离，随后大部分被甲状腺迅速捕获，小部分随唾液、尿液及汗液等一起排出体外。突然性的补碘，身体就会产生过多的甲状腺激素，碘摄入量的过高与过低都会导致甲状腺疾病的增加。

### 3 补碘怎么吃

一说到补碘，有人说，中华人民共和国自成立以来，在公共营养改善领域做得最好的一件事就是食盐加碘，有效改善和预防了中国过去由于缺碘引起的大脖子病。而说到补碘，大家也很容易想到海带，可以说海带炖

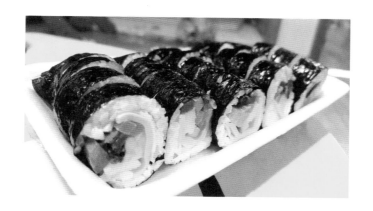

骨头汤一度是大家心目中经典的补碘食谱。那么，除了海带、食盐以外，还有哪些食物富含碘呢？答案是海产品。

含碘高的海产品有海带、紫菜、鲜带鱼、蚶干、蛤干、干贝、淡菜、海参、海蜇、龙虾等。海带含碘量最高，100克干海带中含碘量达到923微克以上；其次为海贝类及鲜海鱼。但是，盐中含碘量极微，越是精制盐含碘越少。

此外，陆地食物则以蛋、奶含碘量最高，其次为肉类。淡水鱼的含碘量低于肉类，植物的含碘量是最低的，特别是水果和蔬菜。人体80%～90%的碘来自食物，10%～20%通过饮水获得，5%的碘来自空气，因此，食物中的碘是人体碘的主要来源。

## "生命之花，智力之源"——锌

人到老年，胃肠摄锌能力下降，以及疾病影响，也很容易发生锌缺乏。外伤手术也会引起人体对锌的消耗增多。对于老年人来说，适当增加锌的摄入是必要的。

40岁以后，人体胸腺开始萎缩，免疫功能也逐渐下降。老年人缺锌时会导致胸腺萎缩，免疫功能进一步下降，诱发癌症。锌在人体对细菌、病毒和真菌的免疫力中起着关键作用。锌补充剂可以减少氧化应激，并阻止炎性细胞因子的产生。缺锌会削弱人类和动物的免疫系统，增加人们对感冒和感染的易感性。除了免疫强化作用外，锌还可以促进伤口愈合。

### 1 缺锌原因不简单

缺锌的原因不是单一的。一则年岁大了，会引起生理上的味觉减退。女性45岁、男性50岁以后，约有2/3的味蕾会逐渐萎缩，而且年龄越大，味觉功能减退越严重。味蕾萎缩后，便难以感受到食物的味道，有的会对饮食失去兴趣，导致营养不良，其中包括锌摄入的不足。

再则，老年人消化、吸收功能较差，也是造成缺锌的原因。国内一项对600余名老年人的锌营养状态的调查结果表明，老年人的血清锌水平明显低于青年人，锌摄入量也未能达到推荐的供给量标准。老年人缺锌会使身体功能出现诸多障碍，表现最明显的就是常常感到味觉异常，吃东西不香，其原因除了舌头上味蕾数目减少和牙齿缺损影响咀嚼外，锌的缺乏也是重要原因。

### 2 补锌并非多多益善

毋庸置疑，锌也像其他微量元素一样，是人体所必需的。锌的缺乏，必然引起人体一系列新陈代谢障碍。但是，补锌过多也会给机体带来各种不良的后果。医学专家们连连向人们发出忠告：补锌，并非多多益善。

首先，人体摄入过多的锌，很容易引起中毒，出现恶心、呕吐、腹痛、腹泻等消化道症状，可导致胃黏膜充血、水肿、糜烂，甚至引起胃血管破裂出血。其次，过高的血锌会抑制白细胞的吞噬作用和杀菌能力，使人体抵抗力下降，容易遭受病菌侵袭。另外，摄锌过多，每日超过45毫克，还会妨碍铁、铜等二价离子的吸收，不仅引起贫血，还会使体内胆固醇、尿酸等增高，患冠心病、心肌梗死的风险增大。有的专家研究指出，摄锌过多还会增加胃癌的发病率和死亡率。

如果老年人身体出现了这些状况，可能是在提醒你缺锌了：

（1）免疫力低下，经常感冒发烧。

（2）反复呼吸道感染，如扁桃体炎、支气管炎、肺炎。

（3）指甲出现白斑，手指出现倒刺。

（4）反应慢，注意力不集中。

（5）食量减少，没有饥饿感，不主动进食。

（6）出现外伤时，伤口不容易愈合。

（7）口腔溃疡反复发作。

### ③ 什么食物含锌多

含锌量高的食物有瘦肉、猪肝、鱼类、蛋黄等。其中含锌量最高的食物是牡蛎。

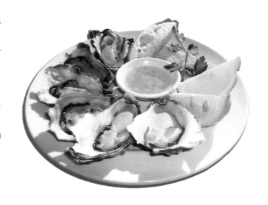

根据多年的检测发现，动物性食物普遍含锌量比较高，每100克动物性食物中含锌3～5毫克。反观植物性食物，含锌量普遍偏少。每100克植物性食物中含锌只有1毫克左右，含锌量比较高的植物性食物有豆类、花生、小米、萝卜、大白菜等。贝壳类食物的含锌量也是非常高的。如牡蛎、蛤、蚝、蚌等都含有较多的锌，若以含量来说的话，牡蛎又是其中的最优者，而水果中锌的含量最少。动物性蛋白质食品如鱼、肉、肝、肾及贝类食品，有效锌的含量均较丰富。

缺锌的人群可主要从动物性食物着手。老年人补锌并不是补得越多越好，过量补锌可能会造成人体对铁和膳食纤维的吸收变差，造成胆固醇代谢紊乱，所以补锌要适可而止。

## ▌揭开硒的神秘面纱

20世纪50年代，美国科学家施瓦茨发现了一种叫"第三因子"的物质，有着神奇的防癌、抗肿瘤、护肝的效果。那么这种神奇的物质到底是什么呢？经过科学家们的检测发现，这种物质就是硒。它因其显著的保肝、护肝功能而被专家们称为"抗肝坏死保护因子"。

随着年龄的增加，人体内具有抗氧化活性的成分减少，清除氧自由基的能力不断减弱，导致过氧化物质不断增多，外在表现为色素沉积、老年斑增多。研究证实，硒作为一种抗氧化物质，可以清除体内增多的氧自由基，对老年人预防疾病和延缓衰老十分重要，这也是为什么老年人要补硒的重要原因。硒能够激活人体抗氧化、抗衰老的酶的活性，降低人体衰老速度，效果比我们常说的维生素E还要明显，因此，大家都在送老年人补硒产品。

补硒还能够保护人们的肝脏，能够有效地防止肝炎和脂肪肝。硒能够延缓人体的衰老，不仅能够保护人们的眼睛，能够提高人们的视力，防止出现各种眼病，也能够提高红细胞的能力，抑制疲劳，并且补硒可以解毒、防毒、抗污染。

我们的生活里，比较少的食物是富硒的。一般来说，芝麻、麦芽是含硒最多的。硒的良好食物来源是海产品和动物的肝、肾及肉类；鸡蛋、鹅蛋等蛋类，特别是蛋黄含硒比较丰富；谷类和其他种子的硒含量依赖于它们生长土壤的硒含量，因不同的环境差异较大；蔬菜和水果的硒含量极少。

人体补硒需要适量，不可盲目追求，而且硒是有毒性的，所以一定要适量，按照医生的建议来摄取。

## ▌ 科学补硒，药膳结合

硒分为无机硒和有机硒。无机硒以亚硒酸钠为代表，一些药物、富硒食品等添加的是亚硒酸钠。无机硒是化学合成的，利用率低，长期服用安全性差。如果食用量掌握不好还会影响其他元素的吸收，甚至会产生拮抗。

有机硒分为麦硒、海藻硒、酵母硒、菌类硒等，以植物为载体转化成的有机硒，吸收了植物的精华，具有更广泛的营养价值和保健作用。有机硒利用率高，也无积蓄毒性。有机硒的种类很多，其中麦芽硒是目前有机硒发展的最高阶段，比蘑菇硒、酵母硒的活性好，利用率高，没有积蓄毒性，可长期服用。没有副作用也利于吸收，是理想补硒的首选。

老年人补充植物有机硒，对于抗衰老、防治慢性病具有积极的意义。除此之外，硒对促进老人长寿及预防癌症也有明显的功效，由于老年人普遍缺硒严重，普通的含硒食物无法大量摄取吸收，所以结合植物有机硒片进行补硒，能够高效吸收利用，可以说是补硒的最佳方式。需要注意的是，由于每个人的身体状况、生活环境等都不同，硒的摄入量也因地、因人而异。因此，在补硒前最好到医院检测一下，然后根据医生或者营养师推荐的服用剂量、服用方式、服用时间等进行服用，以达到最好效果。

除此以外，人们在选择补硒产品的时候，还要注意是否带有"蓝帽子"，是否通过国家检验，是否符合卫生标准，生产厂家是否为国家良好生产规范（GMP）认证等。这样补硒才能有好的效果，身体才能获取真正的健康！

# 有一种爱可以重来

## ▌ 维生素是什么？都有哪些维生素？

维生素，通俗点儿来讲，就是维持人体生命活动必需的一类活性物质，它们天然存在于食物中，含量极微，人体对维生素的需要量甚微，但绝不能缺少！维生素有很多新的研究发现，证明了它们不仅是防止多种营养素缺乏病的必需元素，而且具有预防多种老年慢性退化性疾病的保健功能。

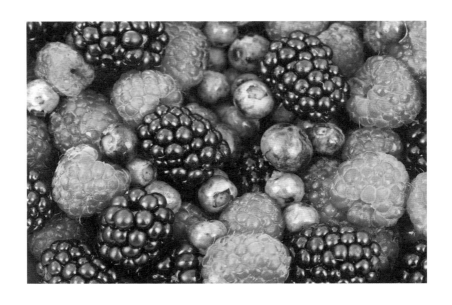

维生素种类有很多，营养学常将它们分为脂溶性维生素和水溶性维生素两大类。脂溶性的维生素有维生素A、维生素D、维生素E及维生素K；水溶性的维生素有B族维生素，包括维生素$B_1$、维生素$B_2$、维生素$B_6$、维生素$B_{12}$、烟酸、叶酸、泛酸、胆碱、生物素，另有维生素C。脂溶性维生素大部分储存在脂肪组织中，通过胆汁缓慢排出体外，所以摄入过量可能

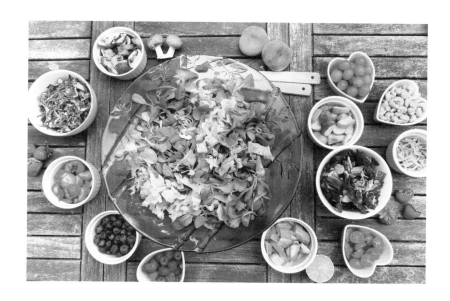

会导致中毒。水溶性维生素在体内仅有少量储存，且容易排出体外，因此必须通过饮食经常供给，当供给不足时，容易出现维生素缺乏症。

## ▍老年人最易缺乏的维生素

为什么老年人容易缺乏维生素呢？

因为对维生素的需求量不变而摄入量减少了。老年人在身体形态和生理功能都发生了一系列改变，比如消化功能、吸收功能减弱，加上活动量的减少，使老年人对能量的需求降低，从而引起了维生素摄入不足，但对维生素的需求却没有减少，因此造成了缺乏。如果按照原来的量来饮食，就会导致脂肪堆积甚至肥胖病，如果为了控制体重而节食，又会导致维生素摄入不足。这种供求矛盾就要求老年人要额外补充维生素。

老年人容易缺乏的维生素有：维生素A、维生素D、维生素E、维生素C、维生素$B_1$、维生素$B_2$、维生素$B_6$、维生素$B_{12}$和叶酸。

### 1 能让我们眼清目明的维生素A

充足的维生素A能使我们的皮肤保持健康有光泽，维持正常的视觉，使我们在昏暗的光线下也能看清物体；维生素A还能增强抗病能力，延缓衰老，抑制癌症等。当身体缺乏维生素A时，会使我们暗适应能力下降，出现夜盲、结膜干燥及眼干燥症等症状，严重时出现毕脱氏斑，角膜软化穿孔而致失明。此外，缺乏会引起黏膜、上皮改变，易患呼吸道感染，味觉、嗅觉减弱，食欲下降，头发干枯、皮肤粗糙、毛囊角化，记忆力减退、心情烦躁及失眠等。

维生素A食物来源丰富，所有橙黄色、红色、绿色的果蔬中，都富含能够转化为维生素A的$\beta$-胡萝卜素，此外，动物肝脏、蛋黄等食物也是维生素A的良好来源。

**（推荐摄入量：男：800微克视黄醇当量/天；女：700微克视黄醇当量/天）**

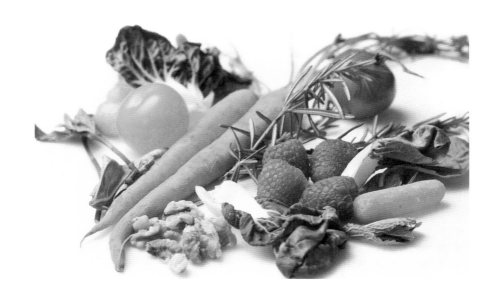

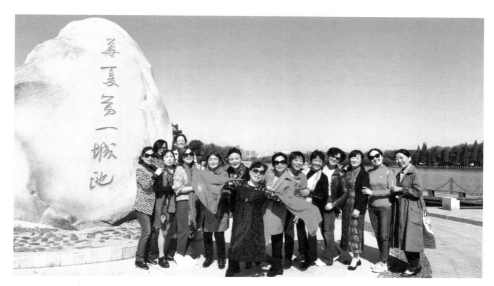

供图：戚佑荣

**2　能让我们骨骼健康的维生素D**

维生素D能够调节体内钙、磷的正常新陈代谢，使机体更好地利用钙和磷，维生素D缺乏就会引发钙的异常利用和代谢，进而引发各种骨病。维生素D含量丰富的食物主要有深海鱼、动物肝脏、蛋黄等动物性食物。奇妙的是晒太阳能使皮肤中的7-脱氢胆固醇生成维生素D，是我们人类获取维生素D最经济的来源，所以老年人可以多晒晒太阳。另外，近年来，市面上鱼肝油等保健品十分丰富，也富含维生素D。

**（推荐摄入量：10微克/天）**

**3　能让我们年轻的维生素E**

由于维生素E具有强大的抗氧化作用，能有效减少老年斑的形成，起到美容、抗衰老、延年益寿的作用。不仅如此，它还能降低血胆固醇浓度，增强机体免疫功能。来自植物种子的油脂，富含大量的维生素E，因此，常吃植物油，是补充维生素E的良好食物来源。此外，牙口好的老年人，可以适量地吃一些坚果、种子、豆类、麦胚类的食物；如果牙口不太好或存在吞咽苦难的情况，可以把这些食物打成糊糊吃。

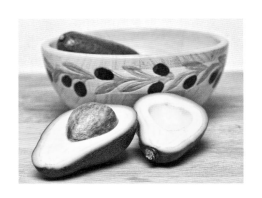

**（推荐摄入量：14毫克/天）**

### 4  能抗癌美白的维生素C

众所周知，维生素C清除自由基的能力很强，因此也具有很强的抗氧化能力，能分解皮肤中的色素，防止形成老年斑，可美容抗衰老；此外，它能增强机体免疫力，形成致癌物质的阻断剂，有防癌的作用；能维持毛细血管的健康完整，降低血脂，预防心血管疾病；能促进铁、钙、叶酸吸收，预防贫血、骨病；有解毒功效。维生素C在新鲜蔬果中广泛存在，特别是绿叶蔬菜和酸性水果中。维生素C含量丰富的蔬菜有柿子椒、菜花、苦瓜、雪里蕻、青蒜、甘蓝、油菜、芥菜、番茄；含量丰富的水果有猕猴

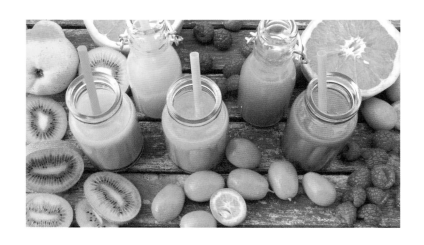

桃、鲜枣、山楂、柠檬、柑、橘、柚等。

由于维生素C易氧化不稳定，在食物存放的过程中宜冷藏，且应避免长时间暴露在空气中，因此蔬菜尽量先洗后切，菜不要切太碎以减少氧化，烹饪过程中也不能加热太久。另外，酸性环境是保护维生素C的良好方法，如炒土豆丝时加醋，就可以较好地保持土豆中维生素C的活性。

**（推荐摄入量：100毫克/天）**

**5　能提高我们食欲的维生素$B_1$**

维生素$B_1$，又称硫胺素、抗神经炎维生素、抗脚气病维生素，是人类发现最早的维生素之一。它能够保护神经系统、心脏的正常功能，预防心脏疾病的发生；促进胃肠蠕动和消化液的分泌，并能够明显维持我们正常的食欲等。当严重缺乏维生素$B_1$时，会引起神经性脚气病。

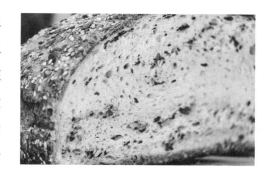

中国人基本是以米面为主食，在小麦、稻谷的糊粉层富含维生素$B_1$，但随着加工程度越来越高，糊粉层在加工过程中基本被去除干净，长期食用精制米面，就容易出现缺乏维生素$B_1$的症状。因此，粗粮是获得维生素$B_1$的良好来源。此外，豆类、花生、猪瘦肉、酵母以及动物的肝、肾、心也富含维生素$B_1$（注意：在烹饪过程中，如煮粥时勿加碱，容易破坏维生素$B_1$）。

**（推荐摄入量：1.3毫克/天）**

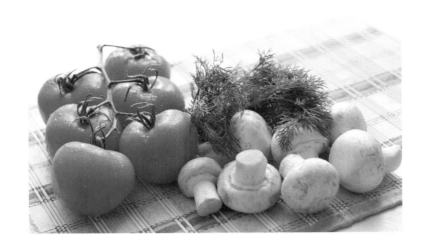

**6 能预防口角炎的维生素B$_2$**

维生素B$_2$，又称核黄素，其与碳水化合物、蛋白质和脂肪的代谢有关，它能够提高体内蛋白质的利用率，维持皮肤的健康完整性。当缺乏维生素B$_2$时，容易发生口角炎、眼睑炎、阴囊炎等。维生素B$_2$主要存在于动物的肝、肾，鳝鱼，奶及奶制品，以及蛋黄、紫菜、口蘑等食物中。

**（推荐摄入量：1.4毫克/天）**

**7 能促进新陈代谢的维生素B$_6$**

维生素B$_6$参与氨基酸、脂肪代谢及机体造血功能；它能影响脱氧核糖核酸（DNA）的合成，进而影响免疫功能；此外，它还维持脑神经系统的正常运作等。维生素B$_6$广泛存在于鸡肉、鱼、动物肝脏、蛋黄、马铃薯、麦胚芽、燕麦、大豆、核桃、香蕉、花生、甘蓝、葡萄干、菜花、白菜、菠菜等食物中。

**（推荐摄入量：1.5毫克/天）**

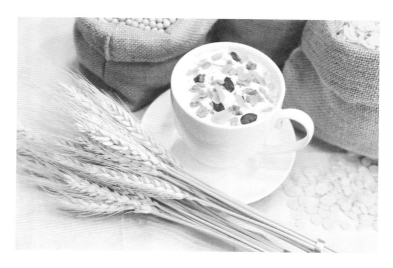

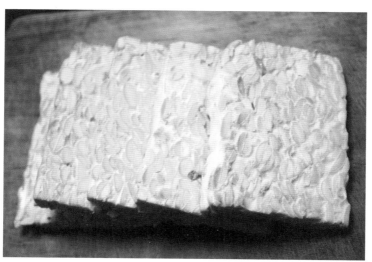

### 8　能预防恶性贫血的维生素B$_{12}$

　　维生素B$_{12}$参与体内多种代谢，是脂肪代谢不可缺少的一种维生素，缺了它会产生脂肪肝，影响肝脏的功能。不过维生素B$_{12}$的缺乏比较少见，主要是因为素食者较少。此外，胃病患者和老年人也可能缺乏维生素B$_{12}$，因为胃酸过少会影响维生素B$_{12}$的吸收。缺乏维生素B$_{12}$时，易发生舌、口腔、消化道黏膜发炎及引起脂肪肝，严重时会导致恶性贫血、脊髓变性、神经退化。

维生素B$_{12}$主要存在于肉类、动物内脏、鱼、禽、贝壳类及蛋类等食物中，发酵的豆制品如腐乳、豆豉、豆瓣酱含量也较丰富；奶类含维生素B$_{12}$较少。

**（推荐摄入量：2.4微克/天）**

**9 能预防阿尔茨海默病的叶酸**

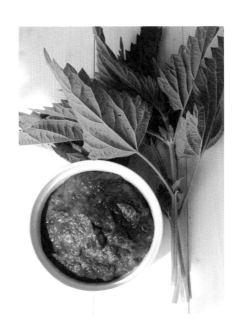

叶酸影响DNA和蛋白质的合成；参与细胞的正常分裂、增殖和组织的生长和修复；叶酸还可以阻断癌变的过程，降低患癌症的风险等。缺乏叶酸时，容易出现精神萎靡、衰弱、健忘、失眠等症状，还可能出现肠胃功能紊乱及舌炎等。叶酸广泛存在于动物的肝、肾，鸡蛋，豆类，酵母，绿叶蔬菜，水果及坚果中。

**（推荐摄入量：400微克/天）**

**▌ 维生素补还是不补？你真的需要吗？**

**1 补之前要确定自己缺不缺**

维生素D和维生素K可以由人体自身合成，B族维生素、维生素C、维生素E等都需要从膳食中摄取，摄入水平有赖于食物选择和自身消化能力。作息正常、饮食规律、消化良好的人一般不缺乏矿物质和维生素。但如果饮食不均衡（如偏食、挑食、节食减肥、经常吃外卖）、工作压力大

（过度用脑、用眼、用力）、经常熬夜失眠等，处于亚健康状态的成年人；或者消化功能退化的老年人，则需要通过额外补充维生素来保持摄入量，以保证身体机能正常。

维生素过多是有害健康的。过多的维生素可以引起中毒反应，表现出相应的症状。特别是维生素A、维生素D、维生素K等脂溶性维生素，若长期过量摄入，可造成大量蓄积而引起中毒；而维生素C、B族维生素等水溶性维生素因为很容易随尿排泄掉，不能在体内蓄积，所以很难引起中毒，除非吃太大的量（如是正常需要量的100倍）。

**2　补充过量维生素会怎么样**

（1）B族维生素摄入过量可能导致精神不济、食欲不振、记忆力减退等。

（2）维生素C摄入过量可能导致恶心、腹泻、腹部疼挛，严重者导致草酸尿以及形成泌尿结石。

（3）维生素A摄入过量可能导致呕吐、腹泻、精神不济、嗜睡、脱发、肌肉僵硬、肝脏肿大等。

（4）维生素E摄入过量可能导致肠胃不适、肌无力、皮炎等。

（5）维生素D摄入过量可能导致血压升高、恶心、呕吐、肌肉乏力、关节疼痛，严重者钙在软组织沉积，往往造成心脏、肾脏及大动脉钙化，引起心血管系统异常，导致肾衰竭。

所以，维生素并不是每人必需的营养片，合理按需服用，才能保证身体健康。

## 维生素与阿尔茨海默病

2021年，中国老龄协会发布《认知症老年人照护服务现状与发展报告》和《认知症老年人照护服务指南》。报告显示，目前我国60岁及以上老年人中阿尔茨海默病患者约有1507万，预计2030年将达2220万，2050年将达2898万。阿尔茨海默病是老年人致残的首要因素，不仅给患者及其家庭带来深重的痛苦，也给社会经济和医疗资源带来沉重的负担。

有研究显示，阿尔茨海默病患者叶酸的摄入及其在血液中的含量均较低，同时低水平的维生素$B_{12}$或叶酸会增加患阿尔茨海默病的风险。欧洲一些医院对数百名已确诊为阿尔茨海默病的病人进行血液测定时也发现，维生素$B_{12}$能降低体内高半胱氨酸含量，有助于防止阿尔茨海默病的发生。

作为人体内细胞核酸合成、蛋白质代谢不可缺少的微量元素，维生素$B_{12}$在维护机体健康方面功不可没。机体缺乏维生素$B_{12}$时，常有神经系统的损伤，也常累及大脑和视神经。由于大脑受损害，病人可出现情绪不稳等精神症状，如遇到小事易发火，对人对事漠不关心，有失眠、多疑、抑郁、智力减退甚至痴呆等症状。

## 维生素$B_{12}$如何吃最有效？

维生素$B_{12}$主要来自食物，特别是动物的肝、肾，鱼虾，禽蛋，肉类，海鲜，贝壳类，鸡蛋，牛奶，蘑菇，豆类，小麦，水果等。

最新研究发现，发酵食品，如腐乳、臭豆腐、豆豉、酱和泡菜等，因其经微生物发酵，微生物在生长中能合成维生素$B_{12}$，故发酵食品中维生素$B_{12}$含量在素食中名列前茅，不爱吃动物内脏和肉的老年人，可适当补充。但要注意，此类发酵食品如果质量不过关，或保藏不当，可能产生诸如黄曲霉毒素、亚硝胺等致癌物质，对健康有一定危害，建议适量食用。

当然，食补的作用相对有限，如果维生素$B_{12}$严重缺乏，还可以选择药补，如服复方维生素B片或注射维生素$B_{12}$针剂，但应严遵医嘱，切忌过量。

# 健康喝水——不是良药胜似良药

水是生命之源，健康之本。饮水数量和水质直接关系到人的健康长寿，生命维持和生命质量提高均和水有直接关系。然而，目前很多人只关注了"食"，而忽略了"饮"。

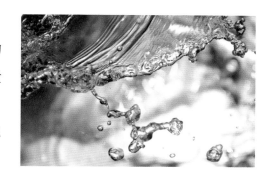

## 水在人体中的作用是什么？

科学研究发现，生物体含量最多的是——水。从个体重量来看，水母体内含水约97%，藻类约90%，鱼类约89%，植物约70%，哺乳动物约65%。对于人类来说，水占人体组织的50%～75%，人体的水分含量随着年龄的增加而不断减少。水是生命之源，生物的一切生命活动都离不开水，人类也是。

对人体而言，水是营养物质的良好溶剂，水在身体内不但"运送"各种营养物质，而且还直接参与人体的新陈代谢。营养物质需要通过水运输到机体各组织进行代谢和利用，通过大小便、汗液、呼吸将其排出体外。因此，保证充足的摄水量对人体生理功能的正常运转至关重要。

## 喝水误区大箩筐

**不口渴就不喝水！错！**往往还没感觉口渴时，身体已经开始脱水了，水是生命之源，不渴也要喝。

**只喝纯净水！错！**其实纯净水没有营养，白开水矿物质含量比纯净水丰富，而且经济卫生。

**水烧开倒在暖壶里喝两天！错！** 60℃以下的水特别适合微生物生长繁殖，降低了白开水的安全性。

**家用饮水机从来不清洗！错！** 饮水机要定期对内胆和管道进行清理，避免滋生细菌。并且桶装水开封后尽量一周内喝完，避免二次污染。

**凉水或饮料服药！错！** 凉水、饮料不利于药物的溶解和吸收，饮料、酒等可能会引起药物中毒。

**多喝汤而少吃肉！错！** 其实汤里的营养是极少的，只是味道比较好而已，所谓的"营养在汤里"属于误解，长期以来你就错过了丰富的营养素。

你感冒的时候，你常喝汤进补，而你的感冒却迟迟不好，因为感冒期间身体肠胃消化吸收功能较弱，身体吸收不了的营养，却给予了身体内的病菌，病情就会加重。

**常用汤泡饭或喝大量的汤！错！** 这样会稀释胃酸，增加了肠胃的消化吸收负担。

如果你有两种以上不良习惯，说明你喝水不健康、不科学。大多数人多多少少都踏进这些误区，如果有你，趁现在改掉坏习惯吧！

## ▌喝水也是一门艺术

### 1 清晨慎补水

许多人把起床后饮水视为每日的功课，因为它润肠通便，使血液流畅，让整个人看上去水灵灵的。可是早晨怎样补水才更健康呢？其实，没有一定之规，早餐补水也要因人而异。消瘦、肤白、体质寒凉的人，早晨不适合饮用低于体温的牛奶、果汁或冷水，可以换作温热的汤、粥。鲜榨果汁不适合早晨空空的肠胃，即使是在夏季也要配合早餐一起饮用。

### 2 　餐前补水最养胃

吃饭前还要补水吗？那不是会冲淡胃液影响消化吗？西餐有餐前开胃的步骤，其道理在于利用汤菜来调动食欲，润滑食道，为进餐做好准备。那么，饭前补水也就有着同样的意义，进食固体食物前，先饮半杯（约100毫升），可以是室温的果汁、酸奶，也可以是温热的冰糖菊花水或淡淡的茶水，或者是一小碗浓浓的开胃汤，都是很好的养胃之法。

### 3 　多喝看不见的水

有的人看上去一天到晚都不喝水，那是因为由食物中摄取的水分已经足够应付所需。食物也含水，如米饭，其中含水量达到60%；而粥呢，就更是含水丰富了。蔬菜、水果的含水量一般超过70%，即便一天只吃500克果蔬，也能获得300~400毫升水（相当于两杯水）。加之日常饮食讲究的就是干稀搭配，所以从三餐食物中获得1500~2000毫升的水并不困难。不如充分利用三餐进食的机会来补水吧，多选果蔬和不咸的汤粥，补水效果都不错。

### 4 　畅饮与美容无关

身体缺少水分，皮肤看上去会干燥没有光泽；饮水过少还容易发生便干，甚至便秘，皮肤很容易生小痘痘。虽说如此，单单靠补充水分对肤质和肤色的影响毕竟有限，不过现在很多添加维生素的饮料打出了"美容"牌，比如一种含乳饮料里面含有维生素$B_6$，其产品声称"能令皮肤润滑细嫩"。正统的营养学专著中并没有提到水的美容作用。

### 5 　警惕酸味饮料

最近，市面上出现各种酸味饮料，有发酵类醋酸饮料（如果醋饮料、米醋饮料等），也有非发酵类酸味饮料。值得注意的是，具有保健功能的醋酸饮料是由水果或者谷类发酵得到，因此饮料中除含有醋酸之外，还具有水果或者谷类中富含的钾、钠等矿物质，具有软化血管、调节血液pH的作用，有利于老年人达到降低血压的目的。但是，非发酵类酸味饮料往往是通过酸味剂与香精、色素、甜味剂等调配而成，口感虽好，却不具备发酵类醋酸饮料的功能，因此在购买的时候，一定要认清楚。

### 6 甜味饮料的陷阱

如果口渴的时候首先想到的是饮料，那可是相当危险的。可乐、雪碧、芬达等碳酸饮料的含糖量是11%以上，超过了西瓜、苹果、柑橘等很多水果。一听350毫升的可乐所含的能量等同于一片面包、一个玉米或250克水果。各种果汁的含糖量与此相当，甚至还要更高。也的确，有人因为暴饮甜味饮料而罹患糖尿病。

### 7 爱运动更要会补水，运动补水要掌握的原则

不能渴时才补。因为感到口渴时，丢失的水分已达体重的2%。运动前、中、后都要补水。运动前2小时补250～500毫升水；运动前要少补水，150～250毫升即可；运动中每15～20分钟补120～240毫升水；运动后按运动中体重的丢失量补水，体重每下降1千克需补1升水。注意大量出汗之后千万不能猛喝水，应该掌握科学的饮水方法：先含少量水在口中，让口腔、食道润湿一下，再多次少量饮用温水。

### 8 维生素类饮料

饮料多喝无益。很多饮料中都含有维生素C，饮用这种饮料一瓶获得的维生素C就能满足每天的需要量。那么，如果你饮用2瓶、3瓶，甚至更

多呢？会不会发生维生素C中毒的情况呢？好在维生素C的安全范围广，但是千万不要以为它是多多益善的，过量摄入能引起泌尿系统结石，渗透性腹泻以及大剂量维生素C依赖症。

**喝水五大忌：忌过猛、忌过多、忌过烫、忌过勤、忌过凉。**特别是心脏病患者以及老年人应尤其注意，喝水一定不能喝多喝猛，因为水喝多血管里的血液就会增多，一旦心脏负荷过大，血不能及时从心腔泵出去，就会出现呼吸困难、心悸等心衰症状，给心脏带来不可预测的风险，严重者甚至还会危及生命；水不易过烫、过凉，30～40℃的温水最为合适；有心脏疾病的患者在服药喝水时，要一口一口慢慢喝，服药喝水以200～300毫升为宜，一次喝100毫升，分2～3次喝下去。

**9　药到底该什么时候服**

药物的服用分为饭前和饭后，一般是饭前或饭后的30分钟到1小时服用。有些药物如阿司匹林在空腹情况下服用会伤害胃肠道，所以一般在饭后服用；而一些降血糖的药物需要在饭前服用，以免饭后引起血糖升高。一般来说，对于有胃病的老年人，建议在饭后服用药物，可减少对胃部的刺激。具体情况还需要按医生嘱咐服用。

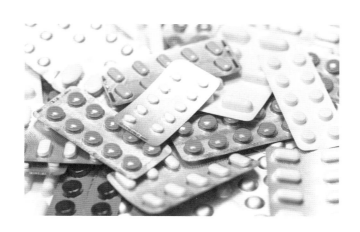

## ▌水缺乏症和水中毒

| | |
|---|---|
| **水缺乏症** | 饮水不足或者水丢失过多，都会引起缺水症。缺水症的症状有口渴、尿少、烦躁、眼球内陷、皮肤失去弹性、乏力、体温升高、心率加快、血压下降，严重时可导致缺水死亡。 |
| **水中毒** | 当水的摄入量超过排泄能力时，可引起饮水过多中毒。肾、肝、心功能衰竭的患者更容易出现水中毒的症状。水中毒的表现有精神迟钝、恍惚昏迷、惊厥等，严重时可导致水中毒死亡。 |

## ▌水杯你选对了吗？

你可能会为吃一顿饭绞尽脑汁，却不会为喝一杯水煞费心思。大多数人觉得，喝水是件再简单不过的事，拿起杯子"咕嘟咕嘟"一杯水下肚不就完了吗？其实用什么容器喝水，也会对你的健康产生影响。

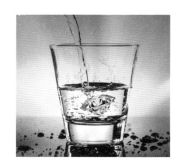

### 1 玻璃杯是最佳选择

玻璃杯在烧制过程中不含有机化学物质，当人们用玻璃杯喝水或装其他饮品时，不必担心化学物质会被喝进肚里去，而且玻璃表面光滑，易清洗，所以人们用玻璃杯喝水是比较健康的。需要了解的是，玻璃分为普通玻璃和水晶玻璃，由于普通玻璃的色泽、质感、光泽度都不太理想，于是就会通过加入铅来增加普通玻璃的折光率，玻璃杯看上去就好像是用水晶做的一样。可是，如果这种加了铅的玻璃杯遇到了酸性饮料的话，其中的铅就会慢慢游离出来，被人喝进肚子里。所以，我们在购买玻璃杯的时候，尽量在超市选择合格产品或标明"无铅"的玻璃杯，在无法判断的时候少买特别光亮、有颜色或手感沉重的玻璃杯。

### 2　不要用金属材质的杯子喝咖啡

金属材质的杯子，如不锈钢保温杯等含有的金属元素在通常状态下比较稳定，但在酸性环境下，有可能析出，用于喝咖啡、橙汁等酸性饮料并不安全。

### 3　一次性纸杯可能暗藏潜在的致癌物

首先，一次性纸杯只是看起来卫生、方便，其实产品是否合格，是否干净、卫生，消费者用肉眼无法认定。有的厂家为使杯子看上去更白，会添加荧光增白剂，荧光增白剂一旦进入人体就会成为潜在的致癌因素。其次，有些不合格纸杯一般杯身很软，倒入水后易变形，有的纸杯则密封性差，杯底易渗水。更有甚者，当你用手轻轻触摸纸杯内侧，能感觉到上面粘着细细的粉末，这是典型的劣质纸杯。

### 4　塑料杯最易藏污纳垢

因为塑料中常添加有增塑剂，其中含有一些有毒的化学物质，用塑料杯装热水或开水时，有毒的化学物质就可能溶入水中。塑料的内部隐藏着污物，清洗不净就会滋生细菌。所以，在选购塑料杯时，一定要选择符合国家标准的食用级塑料所制的水杯。另外，用塑料杯子时最好要看杯底的标注，如果材质是聚丙烯（PP）的相对来说会安全一些。

### 5　使用色彩鲜艳的陶瓷杯子，要当心重金属中毒

无彩釉的陶瓷杯既保温又安全，喝水首选无彩釉的陶瓷杯，尤其是内壁要无色。这种材质的陶瓷杯，不仅安全、耐高温，还有较好的保温效果，用它盛装热水或者喝茶是不错的选择。

五颜六色的陶瓷杯子很吸引人的眼球，但最好别用。因为在那些艳丽的颜料中隐藏着巨大的安全隐患，尤其是涂有色釉，当杯子盛入开水或者

酸性、碱性偏高的饮料时，这些颜料中的铅等重金属就会溶于液体中，人们饮用被污染的液体会对身体造成危害。

**趣味小知识：早起不刷牙就喝水等于喝细菌？**

据大多数人的经验，即便头天晚上认真刷牙了，早起后，嘴里还是会感觉到：有口气，略微发黏，甚至发苦。原因在于口腔本就是细菌生活的温室，不分昼夜。据研究，人类的口腔中已发现的寄生细菌有700多种，一个正常人的口腔细菌达500亿个。是不是很惊人？不过，别被细菌这个词唬住。口腔里的细菌并不都是坏的，其中也不乏有益菌。只要细菌总体数量控制在正常范围，各种菌会相爱相杀，维持动态平衡，无须担忧。

有人觉得，口腔有细菌，总是不安全，万一喝水时喝进有害菌呢？其实，细菌没那么容易被"带走"，即便有一点儿，也活不长。在口腔里，细菌聚集的大本营是牙垢，即牙菌斑，是细菌们为了生存分泌出来的一种物质，也是它们住在口腔里的房子和食堂。牙菌斑一般看不见，但摸得着。刚刷完牙后，用指腹蹭蹭牙齿表面，会有吱吱吱的摩擦声，表明此时基本无牙菌斑；而一觉醒来后，牙面通常滑溜溜的，因为已经被牙菌斑包裹了。牙菌斑几乎只能靠刷牙和摩擦破坏。因此，不用担心牙垢里的细菌被喝进体内。此外，口腔中还有一部分细菌游离在唾液、口腔黏膜和软垢中。即便把它们随水喝下，也还有肠胃这道保险，它们最终会被胃酸和肠道里的有益菌杀灭。

归根结底，先喝水还是先刷牙，是个人习惯问题。但记住，千万别偷懒不刷。毕竟，没能随水和食物进肚的那些海量细菌，还要靠刷牙来遏制。更何况，刷牙还能清新口气。不过，如果本身有口腔疾病，建议还是先刷牙，并且饭后及时漱口。

# 第三部分

# 膳食保养早抓起，活到天年乐淘淘

出生、成长、壮盛、衰老和死亡是生命的规律。衰老是一种岁月时间累积出来的结果，它不是病，每个人都不可避免衰老，但我们可以延缓它的进程。虽然俗语有"返老还童"的说法，但这是从来不曾发生过的梦想。一旦你已经变老，要将衰老倒转，抗老便"为时已晚"。因此，防老抗衰从现在就得开始。

我们的衰老是由于体内自由基对细胞的"攻击"，简单点说自由基是人类衰老和患病的根源，人之所以会老、体力衰退、皮肤失去光泽及弹性，主要的就是体内自由基过多，人到老年，身体清除自由基的能力下降了，所以衰老速度很快。所以我们就需要吃抗衰老的食物来跟自由基做斗争。

注重健康的饮食是助你身体获取重要营养物质的最好办法。大多数营养专家都一致认为我们应该依赖食物来满足身体对各种营养的需求，而补充剂则为补充营养缺口的方法。不过现代人的饮食习惯似乎很难满足人体对营养的需求，当你想获取一些食物中稀少的营养时，便格外困难。

抗衰老因子有很多，所有水果和蔬果中都含有丰富的天然抗氧化剂，吃蔬果来维护我们的身体年轻，延缓衰老，健康又经济。除了蔬果，其他的食物中也含有抗衰老因子，我们需要通过最合适的方式来摄入这些抗衰老因子。除了我们都能脱口而出的维生素A、维生素C、维生素E之外，我们再来认识一下几种非常重要的"冻龄"因子吧！

# 辅酶Q10

辅酶Q10是人体细胞代谢不可或缺的辅酶，能激活人体细胞和细胞能量的营养，可以提高免疫力，增强抗氧化能力，延缓衰老，增强人体活力，尤其可增强心脏功能，缓解缺氧状态，被称为"心脏活力之源"。

辅酶Q10的研究之父——卡鲁福·鲁卡斯（Cruffo Lucas）博士亲身验证了辅酶Q10的神奇功效。在实际生活中，卡鲁福·鲁卡斯博士40年来，一直服用Q10，直到91岁去世为止，他一直精力充沛。

人体中辅酶Q10的总含量仅为500～1500毫克，并随着年长而减少。77岁的老人比20岁的年轻人心肌中的辅酶Q10减少了57%。许多人特别是老年人和从事激烈运动的人会缺乏辅酶Q10，并可从补充中获益，表明辅酶Q10作为唯一体内合成的脂溶性抗氧化剂，在抗衰老、抗疲劳、维持机体的青春及活力方面具有一定作用。

现代研究发现，当人体缺乏辅酶Q10时，易出现胸闷、气短、心绞痛等症状。因此，建议运动员、脑力工作者、免疫力不佳者适当补充辅酶Q10，将大有裨益；此外，心脏病、牙周炎、胃溃疡、阿尔茨海默病、糖尿病患者补充辅酶Q10有助于改善病情，牙龈出血较严重者除了补充维生素C，也应该多摄入辅酶Q10。

## ▌那么，富含辅酶Q10的食物有哪些呢？

我们体内辅酶Q10含量最多的部位是肝脏、肾脏和心脏，同理，辅酶Q10含量最高的食物来源也是动物的内脏。不过也有其他的选择，其中包括素食的来源。这里给大家介绍几种：

每100克食物中辅酶Q10的含量　　　单位：毫克

| 食物 | 辅酶Q10 | 食物 | 辅酶Q10 |
|------|---------|------|---------|
| 牛肉 | 3.06 | 虹鳟鱼 | 0.85 |
| 牛肝 | 3.90 | 沙丁鱼 | 0.50 |
| 牛心 | 11.30 | 三文鱼 | 0.50 |
| 鸡肉 | 1.40 | 黄豆 | 1.21 |
| 鸡肝 | 11.62 | 西蓝花 | 0.59 |
| 猪肉 | 2.43 | 鳄梨（牛油果） | 0.95 |
| 猪肝 | 2.27 | | |

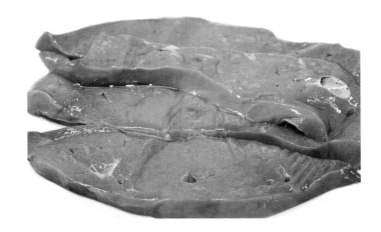

## ▌食物来源的营养VS补充剂提供的营养

补充剂提供的营养比食物来源的营养更好吗?

这是一个很好的问题，不同的营养状况对这个问题的答案都是不同的。这取决于你所吃的食物的质量与你所服用的补充剂的质量。如果你通过食物摄入不健康的大量热量、饱和脂肪酸、胆固醇和糖作为代价来满足对特定营养的需求，那补充剂便是更好的选择了。在另一方面，如果你可以通过所吃的食物来满足日参考摄入量，那最好不过了。

　　补充剂不是为了替代吃健康的食物，而是补充营养缺口一个很好的选择。当选择辅酶Q10补充剂时，建议先咨询医生。

# 虾青素

　　虾青素又称虾红素，是一种深粉红色的色素，但它并不是虾产生的，而是存在于各种藻（主要是雨生红球藻）和酵母中，通过食物链传递，当海洋里的虾、蟹、鱼长期吃下这些红色的藻类之后，它们的肌肉就变成了橘红色。所以，虾、蟹、鱼中也可以提取到虾红素，它的名称便由此而来。但你别以为虾青素只是颜色好看，它还蕴藏着惊人的能量。

　　虾青素是目前发现的抗氧化能力最强的一种抗氧化活性物质，通俗点儿说就是抗衰老能力很强，是目前在自然界的植物中被发现的最强抗氧化剂，被誉为"红色奇迹"。虾青素作为一种最高效的纯天然抗氧化剂，最

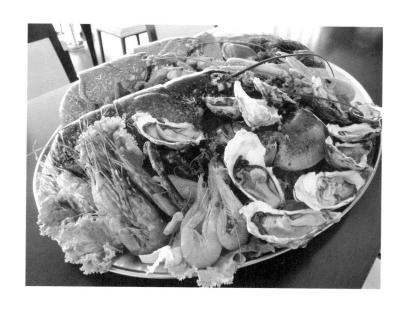

主要的功能是清除自由基，抗炎，保护血管，预防肿瘤，提高人体抗衰老能力。

　　许多常见的食物中都富含虾青素，比如藻类（包括海带、紫菜等）、虾类（包括龙虾、基围虾、白虾等）、蟹类（包括青蟹、河蟹、螃蟹等）。需要注意的是，在吃软壳虾和软壳蟹时，可以带壳一起吃，壳中的虾青素和钙能被人体消化吸收，但硬壳类的虾蟹的硬壳是无法消化吸收的，而且会损伤肠胃，所以不能把壳一同嚼碎了吞下。还有天然红心鸭蛋、鱼类［包括大西洋鲑（三文鱼）、金枪鱼、沙丁鱼等］、贝类（包括扇贝、海蚌、田螺等）。

# 其他天然抗氧化剂

## ▎花青素

　　花青素广泛地存在于果蔬中，如蓝莓、樱桃、桑葚、草莓、茄子、葡萄，特别是蓝色和紫色蔬果中存在丰富的花青素，蓝莓是蔬果中花青素的含量担当。富含花青素的蔬果很容易辨认，经常吃蓝紫皮的蔬果是补充花青素的最简单的途径。

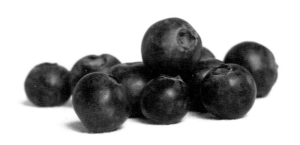

花青素能消炎、保护视力、缓解视力疲劳，还具有能预防肥胖、抗癌抗肿瘤、保护肝脏、保护心脑血管、减少糖尿病发病风险的功效。

## 叶黄素

叶黄素的作用同样表现在抗氧化方面，它能减少老年斑的形成，让老年人面貌看起来更干净、更精神，能减少各种不利环境因素对眼睛的伤害，缓解眼疲劳，预防老年性白内障，降低早期动脉粥样硬化和皮肤癌的发生率。

富含叶黄素的食物：玉米、菠菜、甘蓝、西蓝花、蛋黄、南瓜、胡萝卜、芒果、猕猴桃、葡萄、橙子和橙汁、番茄。大量吃绿色蔬菜即能保证叶黄素的吸收，尤其是上述玉米、胡萝卜、菠菜、甘蓝等。叶黄素只能从食物中获取。

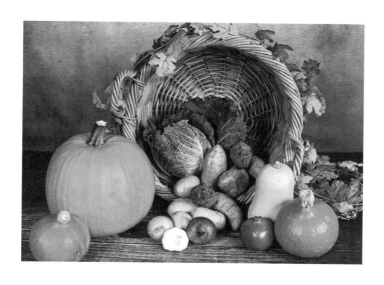

## 番茄红素

番茄红素是植物中所含的一种天然色素，主要存在于成熟的番茄中，它在抗氧化方面也有不俗的表现。可以调节胆固醇的代谢，具有保健、预

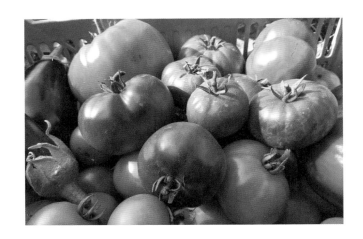

防和抑制肿瘤的作用。多摄入番茄会减少患癌的风险，也可有效预防糖尿病、冠心病等疾病。

# 健康的生活方式是最好的抗衰老的办法

这些抗氧化成分的确是防衰老的保护伞，来源广泛，不知不觉我们就能把它们吃下去，但也不能"神化"它们的作用，合理利用才能发挥最好的功效。为了保持我们的健康，我们更需要养成良好的生活习惯。保持健康的生活方式和积极的生活态度，才是最好的抗衰老方法。

生活规律就是每天的生活安排要形成良好的规律。如起居有常，根据每个人的习惯早睡早起，或晚睡早起，以不睡懒觉为好。一日三餐要定时，如早餐6点半、午餐12点、晚餐6点半应相对固定。可根据一年四季适当调整起居饮食时间，也就是中医所说的"顺应四时"。生活有规律可以使人体各个系统功能较为正常，有利于营养的消化吸收，使人有充沛的精力去工作。

## ▌合理膳食

参照"中国居民平衡膳食宝塔"，合理膳食，不过度食肉、油、糖等食物，顺应四时多吃瓜果蔬菜，烹饪时使用葱、姜、蒜、肉桂、丁香、花椒等香辛料。

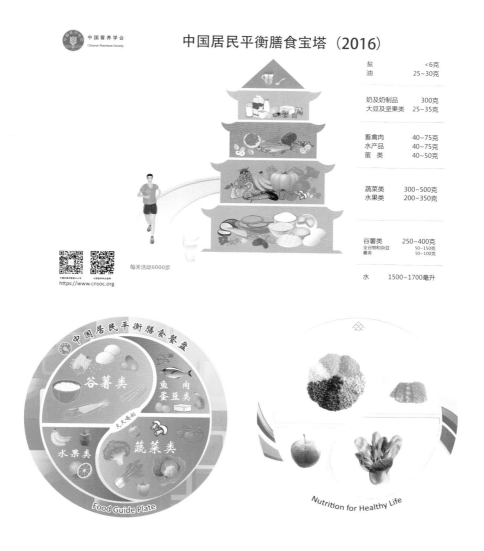

中国营养学会
Chinese Nutrition Society

**中国居民平衡膳食宝塔（2016）**

| | |
|---|---|
| 盐 | <6克 |
| 油 | 25~30克 |
| 奶及奶制品 | 300克 |
| 大豆及坚果类 | 25~35克 |
| 畜禽肉 | 40~75克 |
| 水产品 | 40~75克 |
| 蛋 类 | 40~50克 |
| 蔬菜类 | 300~500克 |
| 水果类 | 200~350克 |
| 谷薯类 | 250~400克 |
| 全谷物和杂豆 | 50~150克 |
| 薯类 | 50~100克 |
| 水 | 1500~1700毫升 |

每天活动6000步

https://www.cnsoc.org

Food Guide Plate

Nutrition for Healthy Life

## ▌优质睡眠

睡觉时身体的各项机能得以休息和恢复，长期睡眠不足容易未老先衰，尤其是处于更年期的女性。研究发现，50～59岁人体急剧衰老，如在这个时期注意保养，可有效降低老化程度，减少老年疾病的发生。建议每天睡够7小时；失眠的人可适量吃些小米粥、香蕉、苹果、牛奶等助眠食物；睡前可用温水泡脚；卧室温度不宜过高，冬季保持15～20℃，夏季保持在25℃左右，人体更易释放抗衰老激素，有利于消除炎症，增强免疫力。

## ▌坚持锻炼

研究发现，定期运动的骑行爱好者，肌肉并未因年龄增长而减少，体脂和胆固醇水平也未增长，胸腺产生的免疫细胞数量与年轻人一样多，男性雄激素分泌仍保持较高水平；慢跑、快走或游泳也有类似效果，每次锻炼20～30分钟，既能加大肌肉力量，又能增强心肺功能。不过，老年人运动要量力而行，以运动后5分钟内心跳、呼吸可基本恢复正常，全身舒适且无疲劳感为宜；运动前做好热身，运动后慢走2分钟再休息；持之以恒，贵在坚持。

## ▌培养兴趣

衰老会影响心理机能，产生失落、无助、不自信等情绪。因此，老年人要学会把衰老看作美妙的人生经历，适应、享受老年生活；尽量保持内心的年轻，不断尝试新鲜事物，培养兴趣爱好，比如书法、绘画、诗歌朗诵、种菜、插花等。

步入老年是一个渐进的过程，既不要盲目、过度补充营养，也不能逞强，像年轻的时候一样饮食。确定我们到底处于什么阶段，提升我们对该阶段饮食的关注，才是正确的态度。

# 第四部分

# 长寿的人都这样吃

# 老年人一般膳食原则

## ▎食物要多样化

食物包括以下五大类：

第一类为谷类及薯类。谷类包括米、面、杂粮等；薯类包括马铃薯、甘薯、木薯等。它们除了可以为人体提供碳水化合物、蛋白质，还可以提供膳食纤维及B族维生素。

谷类食物是中国传统膳食的主体。我们应该继续保持谷类为主的良好饮食传统，以避免发达国家高热量饮食的弊端。在日常饮食中，考虑到吞咽及消化能力逐渐变弱，粗粮虽好，但应粗细搭配、粗粮细做，更适于老年人的肠胃消化能力。可以在家中备有破壁机或料理机，将粗杂粮磨碎或打成糊糊，减少肠胃负担，更有利于老年人消化吸收。

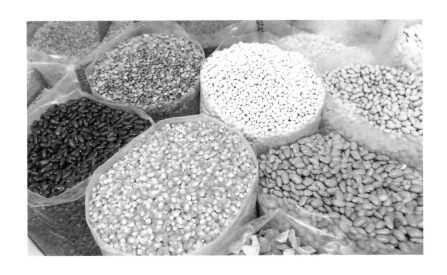

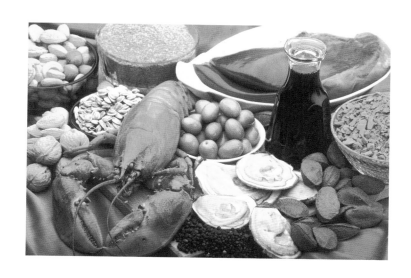

第二类为动物性食物，包括肉、禽、鱼、奶、蛋等，可以提供优质蛋白质、脂肪、矿物质、维生素A和B族维生素。

鱼、禽、蛋、瘦肉等动物性食物是优质蛋白质、脂溶性维生素和矿物质的良好来源。动物性蛋白质的氨基酸组成更适合人体需要。例如，动物性蛋白质的赖氨酸含量较高，有利于补充植物性蛋白质中赖氨酸的不足。鱼类特别是海产鱼所含的不饱和脂肪酸有降低血脂和防止血栓形成的作用。

动物肝脏含有丰富维生素A、维生素$B_{12}$、叶酸等。但有些内脏，如脑、肾等所含胆固醇相当高，对预防心血管疾病不利。

目前，猪肉仍是我国居民的主要肉食，猪肉脂肪含量高，应发展瘦肉型猪。鸡、鱼、兔、牛肉等动物性食物含蛋白质较高，脂肪较低，产生的能量远低于猪肉。应大力提倡动物性食物的多样性，适当减少猪肉的消费比例。

老年人每天宜摄取一些优质蛋白质，贵精不贵多，避免造成咀嚼、吞咽以及消化负担。大快朵颐、大口吃肉的历史过去了，肉食切得更细一点，煮得更烂一点，更适合老年人的胃口。

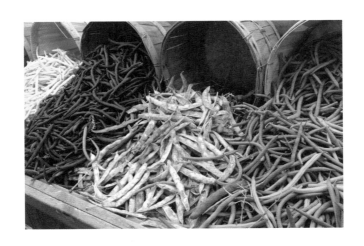

第三类为奶豆类及其制品，包括大豆、牛奶及其制品，能够提供优质蛋白质、脂肪、膳食纤维、矿物质和B族维生素。

豆类是我国的传统食品，含大量的优质蛋白质、不饱和脂肪酸、钙及维生素B₁、维生素B₂、烟酸等。在日常生活中，我们应该多食用豆类，可以防止过多食用肉类补充蛋白质带来的不利的影响。

奶类除了含有丰富的优质蛋白质和维生素之外，还具有很高的钙含量。最为重要的是奶制品中的钙比其他来源的钙更好吸收，所以它是天然钙质的极好来源。在我国，居民膳食普遍缺钙，平均下来只有推荐量的一半。大量的研究成果表明：充足地补充钙可以延缓骨质疏松等疾病的发生。因此，应该在日常生活中多食用奶制品。

第四类为蔬菜水果类，包括鲜豆、根茎菜、叶菜、茄果等。它们主要提供膳食纤维、矿物质、维生素C和胡萝卜素。

蔬菜与水果含有丰富的维生素、矿物质和膳食纤维。蔬菜的种类繁多，主要包括植物的叶、茎、花薹、茄果、鲜豆、食用蕈藻等。但是不同品种所含营养成分不尽相同，甚至有很大的悬殊。例如，红、黄、绿等深色的蔬菜中维生素含量超过浅色蔬菜和一般水果。我们可以从中获得大量

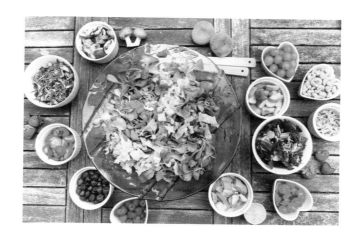

　　的胡萝卜素、维生素$B_2$、维生素C、叶酸、矿物质、膳食纤维和天然抗氧化剂。有些水果的维生素及一些微量元素的含量不如新鲜蔬菜，但它们能够提供更加丰富的葡萄糖、果酸、柠檬酸、苹果酸、果胶等物质。

　　在日常饮食中保证品种丰富蔬菜、水果和薯类，对我们机体维持心血管健康，增强抗病能力，辅助预防某些癌症等方面，起着十分重要的作用。

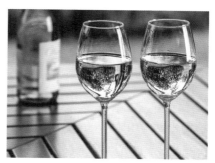

　　第五类为纯热能食物，包括动植物油、淀粉、食用糖和酒类，它们的主要功能是提供能量。植物油还可提供维生素E和必需脂肪酸。

## ▌适度饮食与体力活动

　　进食量与体力活动是影响体重的两个主要因素。食物提供人体能量，体力活动消耗能量。如果进食量过大而活动量不足，多余的能量就会在体内以脂肪的形式积存即增加体重，久之发胖；相反若食量不足，劳动或运

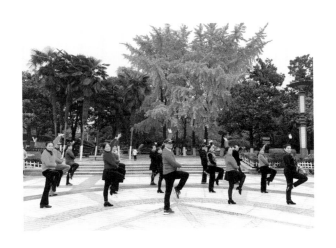

动量过大，可由于能量不足引起消瘦，造成劳动能力下降。所以人们需要保持食量与能量消耗之间的平衡。脑力劳动者和活动量较少的人应加强锻炼，开展适宜的运动，如快走、慢跑、游泳等。值得注意的是，很多老年人在退休后成为锻炼达人，每天能"暴走"十万步，周周都登山。需知，过度锻炼，也存在隐患。如爬山频繁，易损害半月板，而半月板损伤往往是不可逆的。同理，暴走也容易导致膝关节损伤，应该注意。

同时，要认识到，随着年纪增大，人体的基础代谢率也在逐渐降低，意味着人体的能量需求随着年纪的增大在变低。此时，如果还同年轻时期一样吃那么多，就会更容易使多余的能量在体内储存起来，导致发胖。所以如果运动量不大的老年人要注意，"千金难买老来瘦"是有道理的，少吃多餐，"瘦了"才会"寿了"！

## 吃少盐、少油、少糖的膳食

国务院办公厅发布《国民营养计划（2017—2030年）》，倡导"三减三健"，意思是减盐、减油、减糖，健康口腔、健康体重、健康骨骼。吃清淡膳食有利于健康，既不要太油腻，也不要太咸或太甜，不要摄入过多的动物性食物和油炸、烟熏食物。目前，我国居民每日摄入的油脂和盐越来越多，这样的趋势对我们的健康很不利。那么每天油、盐、糖的适宜摄入量是多少呢？

流行病学调查表明，钠的摄入与高血压发病呈正相关，因而食盐不宜过多。世界卫生组织（WHO）和我国的《中国居民膳食指南（2016）》均建议健康成年人每日食盐用量不宜超过6克，同时，65岁以上老人每日盐摄入量不宜超过5克。这里不仅仅是指食盐带来的"盐"，我们更要关注那些咸味调味料带入的盐，如咸菜、酱油、豆瓣酱等。

糖每日摄入量不宜超过45克，油不宜超过25克。同样，糖不仅仅指白糖，还包括饮料、蜜饯、果脯等食物中摄入的糖分。油也不仅仅包括烹调用油，还包括油炸食品、巧克力、零食中带入的油。

## ▌ 如饮酒应限量

酒是纯能量的食品，尤其是蒸馏酒（如白酒）。在节假日、喜庆和交际的场合人们都喜欢以酒助兴，但是无节制地饮酒、长期饮酒，可能会使食欲下降，食物摄入减少，以致发生多种营养素缺乏，严重时还会造成酒精性

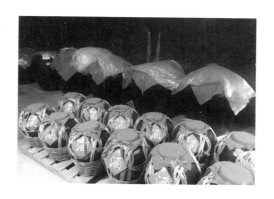

肝硬化。过量饮酒会增加患高血压、中风等的危险，并可导致事故及暴力的增加，对个人健康和社会安定都是有害的。步入老年的朋友，更忌酗酒，如饮酒应少量，可以多选择黄酒、米酒、葡萄酒等低度酒，营养丰富，且具备抗氧化的功效。

### 吃清洁卫生、不变质的食物

我们在选购食物时应当选择外观好，没有泥污、杂质，没有变色、变味并符合卫生标准的食物。

在进餐时，也要注意卫生条件，包括进餐环境、餐具和供餐者的健康卫生状况。集体用餐要提倡分餐制，减少疾病传染的机会。

### 配餐时的注意事项

食物以柔软、清淡为主。少量多餐，一天以四到五餐为佳（三次正餐，两次加餐）。我们应该尽量做到食谱经常变化，注意色香味的调配，选择促进食欲、容易消化、新鲜、优质、应季的食物。依照老年人的健康状况，制作营养均衡的食谱，可多利用蒸、炖、炒等方式烹调，少用油炸、油煎。

# 科学饮食要诀——"一、二、三、四、五，红、黄、绿、白、黑、紫"

老年人健康饮食很简单，概括为两句话——"一、二、三、四、五，红、黄、绿、白、黑、紫"。下面，我们就给大家讲讲这句话的含义。

### "一"——吃粗吃杂，荤素搭配

我国古代著名医书《黄帝内经·素问》中指出"五谷为养，五果为助，五畜为益，五菜为充，气味合而服之，以补精益气"，最早提出养身之道的根本在于营养均衡。其中，"五谷为养"，认为"五谷"能滋养五脏之真气，通俗地说就是"五谷"是滋养身体的基本营养，而"五谷"指的就是稻谷、麦子、小米、豆类、高粱等现在的主食及杂粮。而实现营养均衡的办法就是要做到吃"五谷、五果、五畜、五菜"等各种食物，不挑食，荤素搭配，方能"补精益气"。

## ▌ "二"——250克碳水化合物

250克碳水化合物相当于6~8两的主食。这6~8两不是固定的，有些人的运动量大一些就应该多吃一点，运动量少的就少吃一些。

有句俗话是"饭前喝汤，苗条健康"，这句话是有科学依据的。只要你饭前大量喝汤，就能使食欲中枢兴奋下降，食量就会减少1/3，而且吃饭变慢；如果没有汤，你就拨点菜，用开水冲一冲变成汤，先把这个喝掉，立即就能使食欲下降。

## ▌ "三"——3份高蛋白

蛋白质不能太多，也不能太少，3~4份就好。每份大约是1两瘦肉或者1个鸡蛋，或者2块（半两）豆腐，或者2两鱼虾，或者2两鸡/鸭肉，或者半两黄豆，或者1杯牛奶。要加强膳食的搭配，建议每天的蛋白质摄入选择上述食物中的3~4种（每种1份）。要注意，蛋白质也不宜摄入过多，否则会造成肠胃负担，加重造成消化不良，同时也会增加肝脏和肾脏负担。

## ▌ "四"——有粗有细，不甜不咸，三四五顿，七八分饱

有粗有细：一个礼拜吃三次粗粮，玉米面、玉米、红薯这些，粗细粮搭配营养最合适。

不甜不咸：指饮食要清淡。糖和盐（包括味精）摄入过多是"三高"

（高血压、高血脂、高血糖）的主要原因之一。

三四五顿：指每天至少吃三餐。有的人不喜欢吃早餐，是不好的习惯，可以在两餐之间加一点，以适应老年人消化系统减弱，少食多餐的需求。

七八分饱：这是延年益寿的关键。古今中外，延年益寿办法不下几百种之多，但是都无效，真正公认最有效的能够延年益寿的办法就一种，我们称"低热量膳食"，也就是七八分饱。当你离开饭桌时还有点饿，还想吃，你就离开饭桌，这就是七八分饱。

## ▍"五"——500克蔬菜和水果

每天吃的蔬菜和水果加在一起一共500克左右，也就是1斤的量。尽量吃新鲜的果蔬，才能更好地获取维生素。现在的水果越来越甜，老年人吃水果应避免一次吃太多，预防血糖突然升高。

## ▍"红"——强身健体的红色旋风

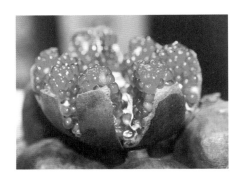

一说到红色，马上就会想到红苹果、草莓、红枣、红辣椒、红柿子椒、番茄、红心白薯、山楂、红米、红豆等。这些天然的红色食物中含有一种神奇的活性物质——维生素C，能增强机体免疫力，对抗感冒病毒。而那些红色较浅的红辣椒、胡萝卜等食物中含有的胡萝卜素，在人体内能发挥护卫人体上皮组织、黏膜的作用。如果常与富含维生素C、维生素E的食物同食，则可以增强人体抗御病毒的免疫力。

血红素铁主要存在于动物性食物中，如猪肉、牛肉、羊肉等畜肉。因此畜肉颜色较禽肉、一些鱼肉等颜色更红，被称为红色肉。红色肉中的血红素铁吸收率较非血红素铁高，如畜肉、肝脏中铁的吸收率约为22%，动物血为25%，而鱼类仅为11%。因此，老年人适当摄入红色肉，有利于补充血红素铁，维持正堂的造血功能，有利于增强机体活力。

另外，男性每天吃一个番茄（生吃补充维生素C，烧熟了吃补充番茄红素），前列腺癌减少45%，或者少喝点儿红葡萄酒或绍兴酒，可以预防动脉硬化，但是要注意量最好不超过100毫升（也就是2两）。吃点红辣椒倒是可以改善情绪减轻焦虑。同时，红色的果蔬，从中医养生的角度看，有利于心脏健康，这一点我们将在后面的部分讲述。

## ▍"黄"——不可或缺的营养信号

蛋黄、小米、黄米、黄豆、南瓜等黄色食品，往往富含人体必需的营养素——B族维生素，特别是维生素$B_1$和维生素$B_2$。膳食中维生素$B_1$和维生素$B_2$摄入不足，不能满足供能营养素如脂肪及蛋白质的代谢需要，将会对机体产生不利影响。

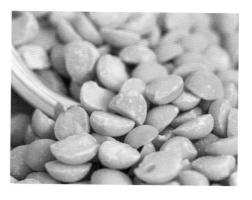

维生素$B_1$具有抑制胆碱酯酶活性的作用，对于促进食欲、胃肠道的正常蠕动和消化液的分泌是十分重要的。老年人由于消化液分泌减少，消化功能降低，胃肠运动功能减退，易引起老年性便秘。当维生素$B_1$摄入减少，势必会加重便秘的发生。而维生素$B_2$摄入减少，可能会引起老年人发生唇炎、口角炎等疾病。

另外，金灿灿的黄色果蔬，还富含维生素A原和维生素D。维生素A原在肝脏作用下可转化成维生素A，能防治夜盲症和视力减退，有助于对多种眼疾的治疗。近年研究还发现，老年人缺乏维生素A还可能影响血脂水平，引起骨质疏松症、阿尔茨海默病、代谢综合征和糖尿病的发生。维生素D能促进老年人钙、磷的吸收，起到强筋壮骨的作用。因此，多吃黄色食物，有助于补充这些维生素。

前面我们已经给大家分析了，鸡蛋蛋黄富含卵磷脂，能有效软化心血管，而且富含B族维生素，实在是老年人的好朋友。建议老年人应该每天吃一个鸡蛋。

## ▌"绿"——容易损失的生命色彩

绿色是蔬菜新鲜的标志，也是令人愉快和有吸引力的色泽，给人以清新、欢快的感觉。蔬菜大部分为绿色，如菠菜、油菜、黄瓜、青豆、芹菜、生菜、芥菜、韭菜等。

**1** 它们含有丰富的"特效营养素"——叶酸。近年研究发现，对老年人来说，充足的叶酸摄入能有效改善轻度认知障碍，预防阿尔茨海默病。可多食用新鲜的绿色蔬菜和水果。营养专家同时建议，可以经常饮用西芹、菜花（绿菜花）等绿色蔬菜鲜榨出来的汁，因为叶酸非常容易在烹饪过程中损失。

**2** 绿色蔬果还富含维生素C，人体需要的维生素C必须全部从食物中摄取。维生素C具有强大的抗氧化功能，可以帮助老年人清除体内的氧自由基，起到延缓机体衰老的作用。而且维生素C辅助合成胶原蛋白，具有美容功效，可以帮助老年爱美女士延缓容颜衰老。

**3** 绿色蔬菜中含有丰富的叶绿素，使绿色蔬菜呈现绿色，这种色素性质极不稳定，很容易被破坏变色，加酸、加热都会让绿色蔬菜变黄。为了让蔬菜保持鲜亮的绿色，人们常常会在焯水时加入适量的碱，使蔬菜的色泽更加纯正，刺激食欲，还能延长存放时间。但是，蔬菜的风味、口感以及维生素也会因此遭到损害，所以这种方法是不可取的，最合适的烹饪方法还是大火爆炒，这样一来，蔬菜的色、香、味、口感都是极好的。

此外，深绿色蔬菜也是钙的优质来源，所以多吃绿色蔬菜也是补钙的有效途径之一。绿色蔬果还有预防人体受到紫外线伤害的作用。

饮料里茶最好，茶叶当中绿茶抗氧化效果最好。绿茶可抗氧自由基，减缓衰老。但是，老年人要避免喝浓茶，不仅伤胃，而且不利于睡眠。除了绿茶外，还可以喝些红茶、乌龙茶等，对于心血管健康也大有裨益。

## ▎"白"——夯实基础的人类伙伴

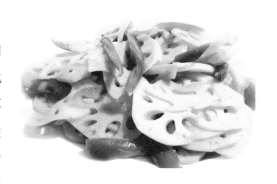

白色蔬菜，如竹笋、马铃薯、白菜、冬瓜、茭白、菜花、山药、白萝卜、莲藕等，相比其他颜色食物来讲营养较为单一。不过白色食品中大都含有膳食纤维及一些抗氧化物质，这些营养物质具有提高免疫功能、预防溃疡病和胃病，起到保护心脏的作用。膳食纤维能够平衡人体营养，可与传统的"六大营养素"并列为"第七营养素"。近年来，由于中国人膳食纤维的摄入量显著减少，致使高血脂、肥胖症等"文明病"发生增多。

此外，粮谷作物有很多属于白色食物。谷物是人体B族维生素的主要来源。B族维生素主要存在于谷物外层，加工得越精细，谷磨得越白，谷物外层的损失越多，B族维生素损失得就越多。在某些人心目中，米面越白就越精细、营养就越集中，实际上米面越白，营养价值越低。B族维生素摄入不足可引起各种不适，如食欲不振、寝食不安以及各种皮肤病等。

动物脑子虽然属于白色食物，但是未必有多大的补益作用，俗话说的"吃哪补哪"并不具有完整的科学依据。而且，动物脑子的胆固醇含量极高，对老年人的心脑血管极为不利，因为过多的胆固醇会干扰脂肪代谢，造成动脉粥样硬化。所以，有心脑血管疾病隐患的人，应该尽量少吃或不吃这类食物。

虽然，从营养价值方面来看，白色食物除了牛奶、蛋清这样营养价值"不菲"的佼佼者外，其他的白色食物营养价值似乎并不出众，但是不容忽视的是，很多白色食物，如米面、山药、莲藕等，含有大量的淀粉，是维持生命的基础物质。而且山药、银耳等富含黏性物质，在抗氧化、延缓衰老等方面表现优异，也是我们老年朋友不可轻视的好伙伴。

## "黑"——兼容并蓄的营养之王

"黑色食物"这一名称在我国20世纪80年代末才出现，然而其历史渊源却源远流长，可追溯到2000多年前。我国古代的《神农本草经》就有黑木耳、乌龟等食药记载；黑米由张骞以贡品形式进献给汉武帝，因而有"贡米"之称。

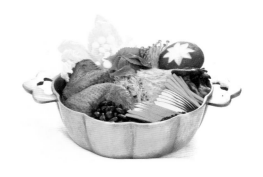

"黑色食物"原料众多，来源充沛，价格适中，所以很快形成声势。我国黑色食物来源极为丰富，主要有黑米、黑荞麦、黑燕麦、黑玉米、黑大豆、黑豇豆、黑小豆、黑豌豆、黑绿豆、黑花生、黑芝麻、黑枣、黑刺

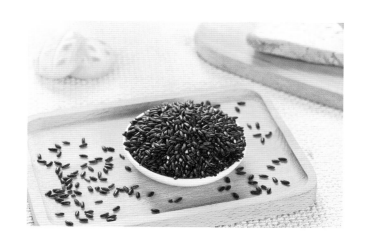

李子、黑桑葚、黑葡萄、黑胡椒、乌橄榄、乌梅、海带、发菜、乌饭树、黑木耳、黑灵芝、香菇、乌龟、甲鱼、黑海参、乌骨鸡等近40种。

黑色食物走红主要是因为它们含有一些特殊的营养物质和抗疾病物质。其中的很多从古至今一直被民间用来滋补身体、治疗疾患，具有极好的食疗效果和极高的药用价值。通过现代营养素和有效成分的分析，也证明了黑色食物比同类浅色食物有较高的营养价值和药用价值。其中最为重要的一种功效成分，我们称之为黑色素。黑色素可以清除人体内产生的垃圾，预防不良色素沉积，帮助人体吸收阳光中的紫外线，滋润皮肤和美容，减少胆固醇及防治心血管疾病，提高肾功能的活力，因此有"逢黑必补"的说法。

当然，不同的黑色食物功效略有不同。如黑米可治少年白发，黑豆能预防动脉硬化，黑麦有健脑补钙之功，黑芝麻可改善记忆，乌骨鸡能延缓衰老，甲鱼可滋阴壮阳，海带能够美容，豆豉能够减肥，香菇和黑木耳有一定的辅助抗癌作用，等等。

### ▌"紫"——神奇功效的"稀有品种"

说完黑色食物，不得不提到曾经也归在其中的紫色食物，也是对我们大有裨益的。常见的紫色食物有紫甘蓝、紫油菜薹、紫胡萝卜、紫菜豆、紫菜、紫茄子、紫洋葱、紫葡萄，当然也包括红得发紫的干红葡萄酒，这些泛着紫色神秘光芒的食物都含有丰富的芦丁、花青素和维生素C。

**芦丁**是增强人体毛细血管弹性，改善心血管功能的健康营养素。常吃紫色食物对预防高血压、心脑血管疾病，以及遏制各种出血都有一定效果。

**花青素**是一种使很多水果呈现不同颜色的植物色素。前面介绍了，花青素有助于降低糖尿病患者的血糖，能使动物胰腺细胞的胰岛素产量增加50%。此外，花青素还具有很强的抗血管硬化的神奇作用，从而可阻止心脏病发作和因血液凝块引起的脑中风。

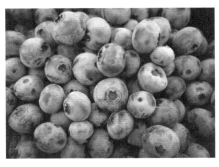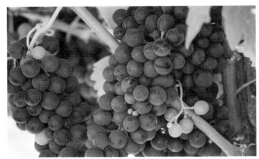

### ▌餐桌上的"五颜六色"

随着人们生活水平的不断提高，追求营养、注重保健已成为一种科学生活的时尚。虽说深色的动植物原料的营养价值与保健功能均超过它们的浅色同类，但科学的日常饮食离不开"五颜六色"。因为人体必需的营养物质，是世界上任何单一的食物所无法包含的，也没有一种营养素具备所有食物的功能。只有让"五颜六色"同上餐桌，并时常注意色彩和营养搭配，做到既能赏心悦目、增进食欲，又能得到全面均衡的营养，保证人类自身身体素质和健康水平的真正提高。

**我们需要吃各种颜色的食物，那么我们在自身的年龄阶段需要怎么吃呢？**

# 老年各阶段饮食策略

## ▌ 刚刚步入老年的我们，应该注意什么？

当我们年龄到了60岁后，新陈代谢减速，需要的营养就比原来要少一些了。但是我们并不是对所有的营养的需求都少了，而是有所差异的。

1. 老年人对热量的需求量大大降低，但是对钙、维生素D等营养的需求却更多，为了保证我们机体的健康，我们应该在步入老年的第一个阶段，加大对这些营养物质的补充。
2. 我们也应该自觉地降低对热量的摄取，饮食过量的话会导致肥胖和其他疾病。
3. 我们每天要多喝水，防止身体脱水。
4. 尽量不要吃剩饭、剩菜。
5. 根据自己的身体状况选择适合的食物，口味尽量清淡一些。

## ▌ 75～89岁的老年人饮食策略

进入第二个阶段，人体的新陈代谢变得更加缓慢，胃口也会变得不像以前那么好。特别是有很多老人由于牙口不好，更愿意吃易嚼软烂的肥肉。但是，这些肥肉往往胆固醇含量高，热量超标，因此，我们建议这一阶段的老年人饮食要少吃动物性脂肪及肥肉，多吃植物油和植物性蛋白质及鱼、虾、水果、新鲜蔬菜等。老人的饮食应低热量、低脂肪、高蛋白，多种维生素和无机盐的平衡膳食。

在烹饪方式上，应根据老年人的个体情况，制作容易咀嚼、易于消化的食物。尽量避免半生不熟、质地坚硬和不易消化的食物。此时，主食宜以小米粥、玉米粥、面条为主。副食以排骨汤、鸡汤为主，肉类少量，其他肉类以炖为主，多汤少肉，不宜吃油腻食物。

### ▌ 90岁以上的长寿老人饮食策略

长寿老人的食物口味应该以清淡为主，食物应该容易消化，少吃油腻的、含糖量高的食物，经常食用五谷杂粮，选择一些高蛋白的食物，如蛋、奶、鱼等；每天都要吃适量的蔬菜、水果；常饮水。

# 老年人常见饮食习惯

### ▌ 老年人日常饮食的九大推荐

#### 1 喜欢喝粥习惯好

随着年纪增大，咀嚼功能下降，吞咽也逐渐变得困难，此时喝粥无疑成为老年朋友的首选，而且调查发现，老年人无一不喜欢喝粥。著名经济学家马寅初和夫人张桂君，夫妻双双都是百岁老人，俩人尤其喜欢喝粥。每天早晨，取50克燕麦片加入250克开水冲泡2分钟即成粥，天天如此，从不间断。上海的百岁老人苏局仙先生，一日三餐喝大米粥，早晚喝稀粥，中午喝稍稠粥，每顿定量为一浅碗，已形成习惯。俗话说："喝粥浑身舒坦"，对身体有益，历代医家和养生学家对老人喝粥都十分崇荐。《随息

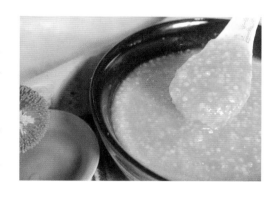

居饮食》说："粥为世间第一滋补食物。"粥易消化、吸收，能和胃、补脾、清肺、润下。清代养生家曹慈山说："老年，有竟日食粥，不计顿，亦能体强健，享大寿。"他编制了粥谱100余种，供老年选用，深受老年人欢迎。

### ② 最佳补品是小米

老年人普遍喜欢小米，把小米当成最好的滋补佳品。小米是谷子去皮后的颗粒状粮食，历来就有"五谷杂粮，谷子为首"的美誉。体弱有病的老人常用小米滋补身体。中医学认为，小米益五脏，厚肠胃，充津液，壮筋骨，长肌肉。清代有位名医说："小米最养人。熬米粥时的米油胜过人参汤。"

### ③ 珍珠玉米当主食

玉米，别名玉蜀黍、苞谷、珍珠玉米等，它与水稻、小麦并称为世界三大农作物，是公认的"黄金作物"，也是老年人离不开的主食。美国医学会作过普查，发现美国的土著居民印第安人很

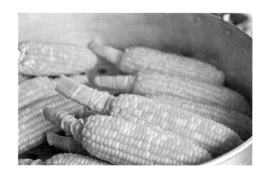

少患高血压和动脉硬化。原因就是，他们食用了大量的玉米。

现代研究还发现，玉米里含有大量的卵磷脂、亚油酸、维生素E，可以抑制高血压和动脉硬化的发生。

### 4 百岁老人靠牛奶

喝奶是一些老年人的普遍习惯，尤其是居住在城市的寿星更是这样。据说，美国现有25000名百岁寿星，其中80%为女性，她们的饮食习惯是普遍喝奶。美国谚语说："喝奶使骨骼坚。"百岁寿星贝宁，每天喝两杯奶，有时喝得更多，所以，她到百岁之时，仍没有骨质疏松迹象。牛奶营养丰富又比较全面。牛奶中赖氨酸含量较高，胆固醇含量低，碳水化合物全部为乳糖，在肠道中可以转化为乳酸，有抑制腐败菌生长的作用。牛奶含钙量很丰富，吸收率也很高，还含有较多的维生素A、维生素D、核黄素等，这些对老年人来说是必要的、有益的。牛奶经发酵后制成奶酪，吃奶酪可以预防龋齿。喝酸奶能降低胆固醇，所以常喝酸奶的人不易患心脑血管疾病，还能明目、固齿、防止细胞老化等。

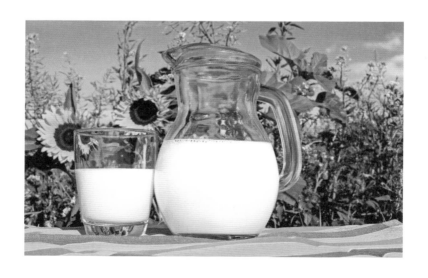

### 5 红薯是个宝

吃红薯是老年人的一大喜好。老年人常说："红薯是个宝，顿顿离不了。"医学家研究，红薯有五大功效：

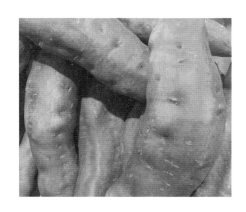

（1）和血补中，营养丰富。

（2）宽肠通气，促进排便。

（3）益气生津，增强免疫。

（4）含抗癌物质，能防癌抗癌。

（5）抵抗衰老，防止动脉硬化。

营养学家研究发现，红薯含有大量黏蛋白，常食能防止肝脏和肾脏结缔组织萎缩，使人体免疫力增强。还具有消除活性氧的作用，避免了活性氧诱发癌症。又因红薯中含钙、镁较多，所以能辅助预防骨质疏松症。

### 6 常吃豆腐心才安

豆腐是老年人喜欢的美食。常言说："鱼生火肉生痰，白菜豆腐保平安。"豆腐主要成分是蛋白质和异黄酮。豆腐具有益气、补虚，降低血铅浓度，保护肝脏，促使机体代谢的功效，常吃豆腐有利于健康和智力发育。老年人常吃豆腐对于血管硬化、骨质疏松等症有良好的食疗作用。

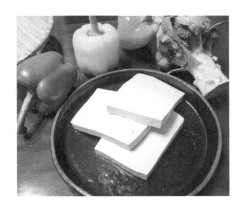

### 7 平安宠爱大白菜

大白菜，平常菜，老年人，最喜爱。味道鲜美，荤素皆宜，是冬令佳蔬。国画大师齐白石先生，画有多幅独特的大白菜图，独论白菜为"菜中之王"，并赞"百菜不如白菜"。

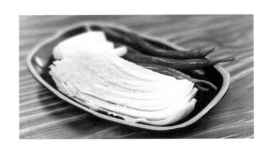

老年人常说："白菜吃半年，大夫享清闲。"可见，常吃白菜有利于却病延年。白菜含有矿物质、维生素、蛋白质、膳食纤维，还含有可分解致癌物质的亚硝胺糖酶。中医学认为，白菜有养胃、利肠、解酒、利便、降脂、清热等功效。

### 8 冬吃萝卜保安康

老年人冬季饮食不离萝卜。俗话说："冬吃萝卜夏吃姜，一年四季保安康。"扬州八怪之一郑板桥曾写过一副对联："青菜萝卜糙米饭，瓦壶井水菊花茶。""萝卜就茶"是郑老先生的养生之道。萝卜含有多种维生素和矿物质，不含脂肪，其所含的芥子油和淀

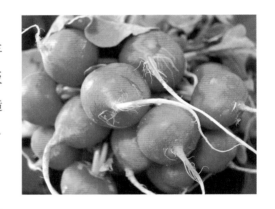

粉酶能促进新陈代谢，增进食欲，帮助消化。萝卜是地地道道的老年人保健食品。中医学认为，它能化积滞、消食积，疗痰咳失音、治吐血、消渴、止痢、祛头痛，利小便等；生吃可以止渴、清内热、化痰止喘和助消化；蒸熟吃能消食健脾，并有补益的功效。

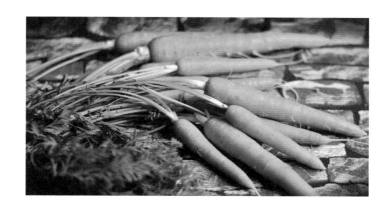

**9　胡萝卜是心爱物**

胡萝卜富含维生素A原——β–胡萝卜素。研究表明，胡萝卜能提供抵抗心脏病中风、高血压及动脉硬化所需的各种营养成分。β–胡萝卜素在高温下也很少被破坏，容易被人体吸收，然后转变成维生素A，所以能治疗因缺乏维生素A而引起的夜盲症和眼干燥症。β–胡萝卜素只有溶解在油脂中才能被人体吸收。因此，有经验的老年人常把胡萝卜切成片或丝同油炒，这样，β–胡萝卜素的保存率可达79%；而切块和肉一起炖，β–胡萝卜素的保存率高达95%。所以大家回想一下，是不是经常用胡萝卜炖骨头、炖牛肉？这确实能增进β–胡萝卜素的吸收。胡萝卜还有辅助促进大脑物质交换、增强记忆的作用。老人经常吃炒胡萝卜丝，有利于巩固记忆。

还等什么，赶紧安排起来吧！

## 老年人切记十不贪

**1　不贪肉**

老年人过多地食用肉类食物，会引起营养平衡失调和新陈代谢紊乱，从而易患高胆固醇和高脂血症，不利于心脑血管疾病的防治。

**2 不贪精**

精细米面中的维生素和膳食纤维的含量较少，营养不及粗米、粗面。因此，老年人应适当多吃点粗粮。

**3 不贪硬**

老年人的胃肠消化、吸收功能较弱，如果贪吃坚果或者未熟烂的食物，时间久了容易患消化不良或者胃病。可以把坚果、糙米等粗粮打成糊，或用破壁机破碎了再加入米面中食用，更易消化吸收。

**4 不贪快**

老年人往往牙齿脱落不全，饮食贪快易造成咀嚼不烂，从而增加胃的负担，引起消化不良或胃部不适。同时，饮食太快还会增加鱼刺或骨头鲠喉等意外事故的危险。

**5 不贪饱**

老年人饮食应七八分饱，如果长期贪多求饱，既会增加肠胃的负担，又会诱发或加重心脑血管疾病，甚至发生猝死。

**6 不贪酒**

老年人长期贪杯饮酒会使心肌变性，失去正常的弹性，还会加重心脏的负担，损害肝脏，引起血压升高等。

**7 不贪咸**

老年人摄入过多的钠盐，容易引发高血压、中风、心脏病及肾脏疾病等。因此，老年人的日常饮食应清淡一些，且要少吃咸菜。

### 8 不贪甜

常食用过多的甜食，可造成机体的代谢功能紊乱，引起肥胖症、糖尿病、瘙痒症、脱发等，不利于身心健康。

### 9 不贪迟

老年人的三餐进食时间宜早不宜迟，这样有利于食物的消化和饭后休息，可以避免积食或发生低血糖。

### 10 不贪热

老年人的饮食宜温不宜烫。过烫的饮食易烫伤口腔、食管和胃黏膜，时间久了还可能引发食管癌和胃癌。

## 老年人饮食十二"点"策略

### 1 蔬菜多一点

多吃蔬菜对保护心脑血管和防癌很有好处，每天都应吃不少于250克的蔬菜。

### 2 菜要淡一点

盐吃多了会加重心、肾负担，一日食盐量应控制在6克以下，同时要少吃酱肉和其他咸食。

### 3 品种杂一点

要荤素兼顾，粗细搭配，品种越杂越好。每天主副食品不应少于10样。

### 4 饭菜香一点

老年人的味觉减退，食欲较差，所以应适当往菜里多加些葱、姜、醋等调料，尽量做得香一些。

### 5 饭菜烂一点

食物应做得烂一些、细一些、软一些，以利消化。粗粮细做，便于消化和吸收。

### 6 饮食热一点

老年人饮食应稍热一些，在严冬更应注意，但也不宜过热。

### 7 吃得慢一点

细嚼慢咽可使食物消化得更好，吃得更香，易产生饱腹感，防止吃得过多。在生活中，常常可以看到有些人吃饭时狼吞虎咽，一会儿就吃完了，其实这种吃饭习惯很不好。人在进餐时，应该养成细嚼慢咽的良好习惯。尤其是老年人吃饭时特别要细嚼慢咽。充分咀嚼能促进胃液分泌，食物咀嚼得越细，就越能减轻胃肠负担，加速食物的消化，促进营养物质的吸收，老年人胃肠功能差，这一点特别重要。细嚼慢咽还能促进唾液分泌，唾液不仅具有湿润、消化食物的作用，而且还能增强人的食欲，杀菌去残，是人体防止病原体侵害的第一道门户。细嚼慢咽还能使咀嚼肌得到锻炼，预防口腔疾病。吃饭时细嚼慢咽，既可有足够的时间享受美味佳肴，还能使食欲中枢有足够的时间发出正确指令，产生饱腹感，有利于防止肥胖。另外，细嚼慢咽还可以防止老年人因吞咽过快，食物误吸入气管，发生呛咳或吸入性肺炎，甚至窒息。

### 8 数量少一点

进食量比年轻时减少10%~15%，但不能超过20%。

### 9 质量好一点

应满足优质蛋白质的供应。优质蛋白质是指鱼类、禽类、蛋类、牛奶、大豆、坚果。

### 10 饭要稀一点

把饭做成粥，最利于老年人食用，不仅有益消化，而且能补充老年人必需的水分。

### 11 早餐好一点

早餐应占全天总热量的30%~40%，质量及营养价值要高一些、精一些，便于提供充足的能量。

### 12 晚餐早一点

"饱食即卧，乃生百病"，所以晚餐不仅要少吃点，而且要早点吃。饭后宜稍活动，以利于促进饮食消化。合理安排一日三餐的时间和食量，定时定量。一般来说，早餐提供的能量占全天总能量的25%~30%，午餐占30%~40%；晚餐30%~40%，早餐安排在6:30~8:30，午餐在11:30~13:30，晚餐在18:00~20:00为宜；早餐要吃饱，午餐要吃好，晚餐要适量。老年人因其生理的特殊性，代谢减慢，一次进食量少，可以以三正餐为主，酌情增加2~3次加餐，少量多餐。早餐的食物应以软为主，且不宜多。老年人早上的胃肠功能还未完全恢复正常，食欲不佳，因此不要吃太多过于油腻、干硬或刺激性的食物，以免导致消化不良。适宜吃容易消化的温热、柔软的食物，如牛奶、豆浆、面条、馄饨等，最好能吃点粥。总之，既要有一定的蛋白质，还要有一些淀粉类食物，还要吃点蔬菜和水果。午餐是承上启下的一餐，主要补充上午的能量和营养素消耗，还要为下午的活动提供保障，所以午餐食物量可以分配多一点。老年人晚餐不宜吃得太多，晚餐摄食过多，活动量较少，会影响睡眠，容易发胖。晚餐可以稍早点吃，以便让食物有充分的时间进行消化。而且要清淡偏素些，吃得过于丰盛、油腻对健康不利；晚餐的主食可以以稀食为主，喝一些粥类食物。

# 第五部分

# 老年阶段突出的健康问题

随着人体的衰老，会出现很多健康问题，包括肥胖症、糖尿病、高血压、高血脂、高血糖、骨质疏松、失眠、冠心病、中风、阿尔茨海默病和前列腺增生等。随着老龄化社会的到来，这些疾病成为人类社会目前所面临的主要疾病类型。

# 一口一口吃咋就成了个胖子？

### ▌肥胖的标准

每一个正常人，身体中会储存一定量的脂肪。一般来说，成年男性体内的脂肪含量占体重的15%～18%，女性占20%～25%。当我们饮食过量时，我们的体重就会增加。这是因为当食物的能

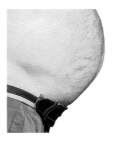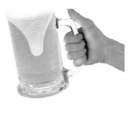

量高于人体每日消耗的能量，多余的能量就会以脂肪形式储存于体内，储存超过正常范围时就会变成一个胖子了。很多人都会认为肥胖不是病，是一种身体的状态。正是因为这种错误的认知，导致肥胖带来的很多并发症未能得到及时有效的预防。

肥胖往往会导致高血压、高血糖、高血脂等疾病；老年人由于肥胖还容易导致贫血，长期贫血易使脏器无法得到充足的营养而发生器官衰竭；

此外，肥胖容易引发脂肪肝、心脏病、高尿酸及呼吸综合征等疾病，可谓害处大矣。

所以肥胖其实是一种病态，我们必须要正视它。那么，肥胖判断的标准是什么呢？常用的判断方法有三个。

第一个方法是体重法。我们每个成人的标准体重（千克）可以用自己的身高（厘米）减去105。比如，一个成人的身高为175厘米，则他的标准体重是70千克。超过标准体重10%，不足20%的为超重；超过20%则为肥胖。

第二种方法是身体质量指数（BMI）法。BMI的计算方法如下：

$$BMI=体重（千克）/ [身高（厘米）]^2$$

健康成年人的BMI范围在18.5～23.9，当BMI超过24时，认为是超重；当BMI超过28时，认为是肥胖。

第三种方法是腰围法。正常成人的腰围，男性腰围应不大于85厘米，大于85厘米，少于90厘米为超重；大于90厘米为肥胖。女性腰围应不大于80厘米，80～85厘米为超重，大于85厘米即为肥胖。

俗话说："裤带长，寿命短"，是有一定科学依据的。现代研究发现，躯干肥胖可能带来的危害更大，它意味着在脏腑集中的躯干部位集中了更多的脂肪，影响脏器功能，因此仅仅重视体重是不够的。有些人体重和BMI值都正常或属于超重范围，但依然高血压、高血糖、心脏病等疾病缠身。观察发现，这些人往往腰围超标。所以，老年人不仅要关注自身的体重，更要关注自己的腰围。

## 膳食原则

当我们发现自己以上三个指标中有一个超标的时候，意味着自己已经肥胖。此时，通过饮食控制体重，变得刻不容缓。建议老年朋友采取"两低一高"的饮食原则。

| 适宜的膳食原则 | |
|---|---|
| 原则一 | 采取"两低一高"饮食，即低热量、低碳水化合物、高蛋白食物。 |
| 原则二 | 以瘦肉、蛋制品和豆制品作为蛋白质源。 |
| 原则三 | 除了补充必要的营养物质，还需要补充必要的维生素、矿物质及充足的水分。在吃东西时需要细嚼慢咽。忌高糖类食物，如各种糖果、巧克力、糖水、麦乳精、炼乳、甜饮料、甜点心、各种冷饮、蜜饯等。忌高脂肪类食物，如油炸食品（包括炸鸡、炸土豆条，油条等）、动物油、黄油、曲奇饼干。烹调方法以蒸、煮、凉拌、烤、炖等少油法为宜。 |

控制高糖食物是因为糖类可以在体内转化为脂肪。摄入过多的脂肪，会抑制我们的造血功能，并引起消化、吸收不良，因此每日应该适当食用脂肪。同时，我们还要少吃重口味的食物，因为口味较重的食物可以使我们感觉口渴和刺激我们的食欲，这样我们就会比之前吃得更多，从而导致体重的增加。高蛋白的食物也要限量吃。虽然蛋白质是个好东西，听起来也好像与脂肪并没有直接联系，但是，事实上，多余的蛋白质同样可以在我们的体内通过转化变为脂肪。

当然不可缺少的是每日应该保证足够的运动量，合理的饮食和适量的运动才是控制体重的最好办法。

## 肥胖患者五个"禁忌"

### 1 忌吃糖类

肥胖患者在摄入糖后，易以脂肪的形式积聚于体内，而不是都变成糖原积存于肝脏和肌肉内。这是由于人体对糖原储存能力有限，同时糖类在体内能转变为脂肪，故必须限制糖类食物的摄入。

### 2　忌多吃食盐

盐具有很强的亲水性，每克盐要加入110毫升水才能变成生理盐水，过多食入盐，能引起口渴和刺激食欲，使身体更加增重，故忌多吃盐。

### 3　忌吃过多脂肪

摄入过多的脂肪，会引起消化、吸收不良，故每日的摄入量应限制在70克以下，并使动物脂肪和植物脂肪各占一半。

### 4　忌吃油炸的食物

这类食物有油煎馒头、油炸猪排、春卷、炸鸡等，因含有较多的脂肪，并能刺激食欲，故忌食用。

### 5　忌贪食高蛋白食物

高蛋白（如牛排、猪排）食物中，多余蛋白质同样可变成热量，妨碍脂肪的消耗，达不到减肥的目的。过多的食用含热量高的高蛋白食物，活动量又减少的情况下，一样容易患营养型肥胖症。遗传性体型较胖的人，如活动少，饮食不加节制，更容易得这种类型的肥胖症。

# 糖尿病患者的"福星"

## 老年人患糖尿病的原因

随着机体的不断衰老，人体的新陈代谢速度也逐渐降低，对食物的消化和吸收也会下降很多。加上可以处理葡萄糖的胰岛素分泌量的下降，这样就可能造成老年人体内的血糖偏高，出现尿糖增高的现象。因此，糖尿病前期一定要重视血糖变化，通过改善饮食结构，可以有效避免发展成为糖尿病。一旦真的患有糖尿病，可能会逐渐影响人的眼、肾脏、四肢等功能，糖尿病引发的并发症后果十分严重。

## 膳食原则

当身体出现高血糖的状况时，应该做到从生活方式和药物上一起遏制高血糖的进一步的恶化。

首先，应尽量保证食物的多样性，确保身体能够获得均衡的营养。但是应该优先选择一些升血糖速度缓和的食物，如黄瓜、番茄、油菜、柚子等。其次，选择适量的全麦粉、玉米面等粗粮制成的主食，对身体也有好处。

同时，要尽量少吃含糖量高的食物。

最后，我们要清楚高血糖和糖尿病患者不是什么都不能吃，而是每顿应该吃多少、一天吃几顿、一天吃多少的问题。如果把这三个问题处理好了，血糖问题也就离我们渐渐远去啦。

## 正确的饮食行为

### 1 适当限制碳水化合物

碳水化合物的种类和数量都会影响餐后血糖水平，摄入总量是影响餐后血糖的首要因素，适当降低膳食中碳水化合物供给有助于血糖控制。在碳水化合物控制方面有两个重要的参数，分别是血糖指数（GI）和血糖负荷（GL）。其中，GI>75为高GI食物。血糖负荷是指食物的GI和碳水化合物含量的乘积，是更能全面评估日常膳食的血糖效应的指标。因此，糖尿病患者可在控制碳水化合物摄入量的基础上，适当选择低GI、低GL食物，如粗粮、豆类、奶类、薯类、含果酸较多的水果（苹果、樱桃、猕猴桃等）、全麦或高膳食纤维食品、混合膳食食物（饺子、馄饨等），以及杏仁等坚果。

### 2 微量营养素及膳食纤维

可溶性膳食纤维在胃肠道遇水后与葡萄糖形成黏胶，从而能减慢碳水化合物的吸收，降低餐后血糖和胰岛素的水平。非可溶性膳食纤维在肠道内吸收并保留水分，且可形成网络状，使食物与消化液不能充分接触，可使葡萄糖吸收减慢，从而可降低餐后血糖，改善糖耐量和减少降糖药的用量。富含可溶性膳食纤维的食物有番茄、柑橘、苹果、菠萝、香蕉等水果，以及圆白菜、苜蓿、豌豆、蚕豆等蔬菜；而粗粮、芹菜、韭菜中，含有丰富的非可溶性膳食纤维。

### 3 平衡膳食

在总热量控制的前提下，尽可能做到谷类、肉、蛋、奶、蔬菜及水果种类齐全，以便获得均衡营养。多吃些血糖指数较低的蔬菜，如黄瓜、番茄、油菜等；水果如柚子、猕猴桃、草莓、桃、青苹果等；蛋白质选择优质蛋白质如瘦肉、牛奶、鱼类等。

### 4 主食最好选择粗粮

主食可以选择全麦粉、玉米面、荞麦面、燕麦面等做成的馒头，也可以食用米饭等，但都要注意摄入的总量。需要严格限制的食物主要包括糖果、蜂蜜和含蔗糖较高的甜食以及含糖饮料等。需要强调的是，糖尿病患者没有绝对不能吃的食物，关键是要解决好何时吃、怎样吃、吃多少的问题。

一般来说，糖尿病患者一日至少要吃三顿，并且应该定时、定量，可把主食、含蛋白质和脂肪的食物比较均匀地分配在三餐里，每餐都要既有主食，又有副食；一般按早餐1/5，中餐和晚餐各2/5或按每餐各1/3分配。少吃多餐是保持血糖平稳的最佳办法，因此，也可以在三餐中加"两点"，能更好地控制血糖稳定。

## ▎怎么吃?

### 1 定时定量和化整为零

定时定量地进食，并且做到少食多餐。这样做的目的是为更好地配合降血糖药物发挥功能，维持身体血糖功能的稳定。

化整为零主要指的是在正餐后，对水果等零食的食用方法。如果把血糖维持得比较好的话，是可以在饭后食用水果的。但是食用时间应该是饭后2小时，并且将水果分为几餐吃完，而不是一口气吃完。

### 2 吃干不吃稀

建议血糖高的老年朋友多吃干食，因为炖煮越烂的食物，淀粉糊化程度越高，越好消化吸收，升糖速度也就越快。过去我们过于关注食物的血糖生成指数（GI），而忽视食物的血糖负荷（GL）。比如，大家都知道米饭的GI值比稀饭高，但忽略了米饭在摄入量小于稀饭时，可能导致的GL值比稀饭低。所以我们提倡"吃干不吃稀"的道理就在这。但对于肠胃功能较弱的老年糖尿病患者来说，也应注意不宜太干，否则不利于消化，可以将干饭做得"稀一点"，或者将稀饭煮得"干一点"。

### 3 吃硬不吃软

道理与上面相同，但是有个前提，就是能适应老年人的牙口。如果老年人有咀嚼困难和吞咽困难，这个要求就不适宜了。应以老年糖尿病患者的实际情况为宜。

**4**　**吃绿不吃红**

食物太多，很多病人不能确定哪个是该吃的，哪个是不该吃的。一般绿色的，多是含有叶绿素的植物，如油菜。而红色的含糖相对较高，不宜食用。如吃同样重量的黄瓜和番茄，番茄会明显升糖。所以，在不能确定的情况下，"绿色"的一般比较保险。

**5**　**不能喝碳酸饮料**

碳酸饮料含糖量太高，不适合糖尿病人群饮用，容易急速升高血糖。

**6**　**不能饭后立即吃水果**

水果，特别是甜度高的水果，往往富含蔗糖、果糖等。蔗糖的血糖生成指数高，大家都知道。但是最新研究表明，高果糖膳食会影响2型糖尿病。所以，不论是哪种水果，对于糖尿病患者来说，都不建议饭后立即吃水果，更别说那些由水果制作的蜜饯了。

# 让血压"冷静"下来

## 高血压的危害

"三高"之一的高血压，其本质就是体内的血管内压力过高。通俗地讲，血管内压力过高，超出正常范围，长期的高血压，会使血管弹性变弱，管壁变薄，管腔狭窄，从而引发一系列危害极大的并发症，如动脉粥样硬化、冠心病、心肌梗死、血栓形成等。高血压是最常见的慢性病，也是心脑血管疾病最主要的危险因素。高血压患者在我国十分普遍，但是患有高血压的人群往往只用药物控制自己的血压，希望药物能够起到根本性的作用。高血压实际上是一种富贵病，就是因为人们的饮食水平提高了，同时运动量少了而造成的。但是老年人的身体条件使他们不能够做大量的运动来增加能量的消耗。对于老年人最好的控压方法就是每日适量的运动、合理的饮食加上谨遵医嘱的药物。这三者结合，就能够把我们的血压控制住。

## ▎膳食原则

近年，饮食文化在中国大地上的交流超越历史上的任何时期，很多人都喜欢口味重的食物，重咸、重油、重甜、重辣的食物大行其道。然而在控制血压的很多方法中，第一条就是吃清淡和少盐的食物。清淡的食物常常让我们觉得清汤寡水，没有胃口。那么口味重、油脂含量高的食物有什么危害呢？

过于油腻的食物会堵塞血管，导致我们的血压进一步升高，这就起到反作用了。降压药物固然有效，但是单纯依赖药物的做法是不可取的。

那么，我们究竟应该怎么吃才能把血压掌握在自己的手中呢？

首先，吃清淡的、低脂肪的食物，并且每日喝一杯牛奶。其次，多吃蔬菜、水果，水果才是真正的零食。水果中还有大量的膳食纤维，可以增加胃肠道蠕动，并且可以降低血液中的胆固醇。最后，每日要有一定的运动量，比如茶余饭后出去散散步、跳跳舞等。

## ▎怎么吃？

### 1 减少食盐摄入量

每日食盐摄入量不超过6克（1啤酒瓶盖为宜）。减少脂肪摄入量，食用烹调油每日用量在20克（2汤匙）以下。适量增加富钾和钙的食物，最好每天食用250毫升牛奶。

### ② 多吃蔬菜、水果

每天不少于500克蔬菜和200克水果，纠正不良饮食习惯，吃饭要细嚼慢咽，少吃或不吃高糖、高油零食。

### ③ 限制饮酒量

每日白酒饮用量限制在50毫升以内。

### ④ 常吃蕈类

草菇、平菇、蘑菇、银耳等蕈类食物营养丰富，味道鲜美，对辅助防治高血压有较好效果。

## 五个"不宜"

### ① 不宜吃高盐食物

体内过量的钠盐会引起血压升高，所以患者应该严格控盐，每日食盐量最好不超过5克。此外还要避免进食高盐食物和调味品，如榨菜、咸菜、腐乳、豆瓣酱、腌菜、腌肉、辣酱等。

### ② 不宜吃高热量食物

体重越重，血压越高，且高血压多合并有超重或肥胖，所以要限制高热量的食物，如各种肥肉、油炸食物。对于烹调油的选择，宜选择植物油，少选择动物油，橄榄油、亚麻籽油、葵花子油、花生油都是不错的选择。

### ③ 不宜吃重口味零食

很多零食如辣条、果干、豆干、肉干等，在制作过程中添加了大量的糖、盐、油等，不利于患者控制血压和总热量。还有一些油炸的、膨化的零食以及含有奶油的糕点，这些零食中反式脂肪酸含量特别高，不仅引起肥胖，还会导致脂代谢异常，诱发动脉硬化等心脑血管疾病。

### 4 不宜吃刺激性食物

辛辣和精细食物可使大便干燥难排，易导致大便秘结，患者排便时，会使腹压升高，血压骤升，诱发脑出血，所以高血压患者禁食辛辣和精细食物。

### 5 不宜吃高糖、高胆固醇食物

高糖食物包括各种糖果、甜点，高胆固醇食物包括动物内脏、蛋黄、鱼子、鱿鱼、大闸蟹等。

此外，高血压患者还要避免喝浓茶、浓咖啡，否者会引起失眠兴奋，使得血压上升。而适量喝些淡茶水，有辅助调节血压的功效。

# 高血脂只要低脂饮食就可以了吗？

## 什么是高血脂？

"血脂"顾名思义就使血液中的脂质含量，如果血脂含量过高的话，就成了最常见的亚健康疾病之一——高血脂。高血脂会引起严重危害人体健康的疾病，如动脉粥样硬化、冠心病等。所以如果我们把血脂控制好了，一系列由它引起的疾病都可以离我们远远的。

其实高血脂又分为两种，分别为原发性高血脂和继发性高血脂两种。原发性高血脂就是先天性的，往往是通过遗传而患有的。继发性高血脂，主要是由其他疾病引起的血脂升高，如糖尿病、肝病、甲状腺疾病、肾脏疾病、肥胖症、痛风、库欣综合征和异常球蛋白血症等。绝大多数老年人出现高脂血症是因为不健康的生活方式和环境因素造成的。如果我们不从生活方式上做出改变，无论吃多贵的药物都是"治标不治本"。既然是因为我们的生活习惯造成的，我们就要从源头治理，抓住患病的本质。那么，我们应该养成怎样的生活方式呢？

## 膳食原则

第一条肯定会让我们大吃一惊，就是多喝白开水。什么？喝白开水可以治疗高血脂吗？当然不是，多喝水仅仅是第一步，这一步对于大多数人是最容易做到的。肯定会有人问，为什么要多喝白开水呢？其实，多喝水可以有效降低血液的黏稠度，帮助血液加速流通，保持血流的通畅。

最好理解的就是第二条，降血脂就是要尽可能少地摄入油脂，但是并不是什么油都不能吃。像油炸食品是应该直接拒绝的，那无异于直接喝油汤。日常饮食多以清淡为主。同时，高血脂患者在油脂选择上，应尽可能选择植物油，少吃动物油。因为动物油及动物内脏等容易生成低密度脂蛋白，从而升高血脂。

第三条是多吃奶制品和豆制品。因为高血脂患者非常容易缺钙，所以要补充大量的钙，而奶制品和豆制品是钙的良好食物来源。

最后一条就是很多老年人会把茶作为主要的饮品，常常说茶有去油脂的作用。其实不然，茶可以增加体内的胆固醇，提高血脂。

## 怎么吃？

### 1 多喝白开水

多喝水有利于加速血液流通，适当缓解血液黏稠度，保持血液流通顺畅。

### ② 拒绝油炸

少食用油炸食物，尤其是肉类食物，不要油炸、油煎食用。因为肉类本身含有大量的油脂，再加上用油烹饪，实属"火上浇油"。肉类最好采用蒸、烤的方法，这样有利于将肉中的油脂滴出来。

### ③ 多吃奶制品、豆制品

前文说过，奶制品、豆制品中含有丰富的钙、蛋白质、维生素，因为高血脂患者容易缺钙引发骨质疏松，所以有必要多补充钙，且要选脱脂牛奶。

### ④ 少吃动物内脏、少吃甜食

动物内脏、甜食确实很合人的胃口，但是对于高血脂患者，这些食品有害而无利，会加重血液黏稠度，促使病变加剧。所以要控制住自己的嘴，即便是想吃，也只能嚼一嚼品品滋味再吐出来。

### ⑤ 少吃盐

高血脂患者要以清淡为主，饮食不要放太多盐，酱油等调料也不行，高盐食品只会加重血脂隐患。腌制品尽量少食用，平时炒菜也保持少放盐清口的做法。

### ⑥ 少喝咖啡、茶

咖啡、茶具有很好的提神作用，而且老年人喝茶、咖啡就是一种解闷，但是对于高血脂患者，咖啡会升高他们体内的胆固醇；而多饮茶易导致老年人钙流失，诱发骨质疏松。建议喝白开水最佳。

### 7　七分饱

患者每顿饭吃饭不宜吃得过饱，最好是保持七分饱，少食多餐，保持大便通畅，心情愉悦，积极按照医生建议去治疗，病情就不会恶化。

## 避免出现的饮食行为

### 1　长期高热量饮食

长期高热量饮食容易诱发肥胖，而肥胖也是高血脂的风险因素之一。因此，应该以能够维持标准体重为宜，适当减少碳水化合物的摄入量，但仍然要保持碳水化合物供热量占摄入总热量的55%以上。

| 建议 | 膳食应保持热量均衡分配，主食可由精米精面变为粗细搭配、多吃杂粮，并增加玉米、小米、全麦面、荞麦面等，这些食物中膳食纤维含量较高，具有降脂作用。 |
|---|---|

### 2　高胆固醇饮食

胆固醇可以吃，但对于高血脂患者，则应少吃动物内脏、蛋黄、鱼子、鱿鱼、蟹黄等胆固醇含量过高的食物。

| 建议 | 在一个健康成年人的膳食中，在限制动物类胆固醇摄入量的同时，应选择低胆固醇类食物，如谷类、去皮禽肉、瘦肉、蛋清、水果、豆类、绿叶蔬菜等。 |
|---|---|

### 3　高脂肪饮食

高脂肪食物尤其是动物脂肪如猪油、黄油、肥肉等的饱和脂肪酸含量过多，会促进胆固醇吸收和肝脏胆固醇的合成，使血清胆固醇水平升高。另外，如果饱和脂肪酸在人体内累积过多，也会让甘油三酯升高，促使血小板聚集，进而促进血栓形成。因此，高血脂老年人应控制饱和脂肪酸的摄入量，尤其是本身已经肥胖者，更应该坚持低脂饮食。

| 建议 | 应选择低脂类食物，如大米、小米、面粉、豆制品、蔬菜、低脂牛奶、鱼、虾、植物油等。 |
| --- | --- |

**4　长期高糖饮食**

过多的糖类会在我们身体中变为脂肪，导致肥胖，使高脂肪更加严重。

| 建议 | 碳水化合物应主要由谷物来供应，不要吃太多的糖类、蜂蜜、果汁、果酱、蜜饯等甜食。 |
| --- | --- |

**5　长期低纤维饮食**

膳食纤维不但可以促进排便，防止便秘，还可以减少肠道对胆固醇的吸收，进而达到辅助降低血脂的作用。而许多人经常低纤维饮食，爱吃肉，而不愿意吃蔬菜和水果等膳食纤维含量高的食物，这非常不利于我们的健康。

# 骨质疏松是沉默的"杀手"？

## ▌骨质疏松的原因

当我们的年龄超过30岁后，身体中的钙就开始逐步流失。在上了年纪以后，身体对钙的吸收能力也降低了，血液中的钙含量也低。在老年人中最常出现的问题之一就是骨质疏松。骨质疏松主要是因为缺钙。骨质疏松的患者会感觉浑身关节疼痛，更严重的站不起来也坐不下去，并且轻轻摔一跤就会出现骨折的现象。我们对骨质疏松的态度应该是以预防为主，在未发生骨质疏松症状之前就及时补充钙和维生素D。

在日常的饮食中，我们应该吃含钙量高的食物，更加直接的方式就是直接吃钙片。但是两者结合起来才是补充身体中的钙的最好方式。

人体中99%的钙存在于骨骼和牙齿中，1%的钙以游离的形式参与体内各种重要的生理活动，当钙摄入量不足时会动用骨骼中的钙来参与人体代谢。因此，保证充足的钙摄入能够有效抑制骨钙的释放。成人每天通过膳食钙的供给量为800毫克，更年期后的妇女和老年人保证每天摄入1000毫克以上。科学的烹调方法可减除妨碍钙吸收的因素，对含草酸、植酸高的蔬菜要在沸水中焯一下，使草酸等溶入水中弃除，即可增加钙的利用率。

## ▌膳食原则

### 1 钙的摄入应充足

如前所述，成人每天通过膳食钙的供给量为800毫克，更年期后的妇女和老年人保证每天摄入1000毫克以上。

### 2 选择适宜的钙磷比值的食物

正常成人每天需从食物中摄入磷700毫克，但不宜过高。当钙磷比低于1∶2时，钙从骨骼中的溶解增加，合理的钙磷比应为（1～1.5）∶1。增加膳食磷摄入可降低钙在肠内吸收。

### 3 保证足够的蛋白质

摄入适宜的蛋白质可增加钙的吸收与储存，对防止和延缓骨质疏松有利。牛奶中的乳清蛋白、蛋类中的白蛋白（又称清蛋白）以及骨骼里的骨白蛋白都含有丰富的胶原蛋白和弹性蛋白，是连接纤维和组织的物质；维生素C促进胶原合成。因此，应保证充足的优质蛋白质和维生素C的供给。

### 4 维生素D和维生素A

维生素D促进小肠黏膜细胞内钙结合蛋白的形成，作为钙的载体促进钙的吸收，每日维生素D的推荐供给量为10微克。维生素A参与骨有机质胶原和黏多糖的合成，对骨骼钙化有利，每日推荐的视黄醇当量为800微克。

### 5 充足微量元素

补钙同时，补微量元素锌和铜比单纯补钙效果好。含锌高的食物有红肉类，动物内脏，海产品（如海鱼、牡蛎等），蛋类，大豆，面筋，以及某些坚果（如核桃、花生、松子、瓜子仁等）。含铜高的食物有虾，蟹，贝类（包括牡蛎、螺等），动物的肝、肾、脑，蘑菇，干黄豆，坚果，巧克力等。

### 6 膳食调配

**宜选食品：**含钙丰富的食品有奶制品、鱼类、虾、蟹、油菜等。多选用富含维生素D的食物，如沙丁鱼、鲑鱼、青鱼、牛奶、鸡蛋等，也可添加鱼肝油等含维生素D的制剂。

**忌选食品：**忌用高磷酸盐添加剂、动物内脏等，因内脏含磷量比钙高20～50倍。

还有很多事情要少做，例如：

（1）忌烟酒　吸烟可影响骨峰的形成，而饮酒过量的话，则会影响骨骼的新陈代谢。

（2）忌过咸过甜的食物　吃盐过多，会增加钙的流失，从而使骨质疏松症状加重。而多吃糖等甜类食物，也是能影响钙质的吸收，从而间接地导致骨质疏松。

（3）忌常喝咖啡　医学研究表明，嗜好喝咖啡者较不喝者易流失钙。可能是因为咖啡中所含的咖啡因有利尿作用，能加速钙盐的排泄。

（4）不饮浓茶　茶叶内的咖啡因可明显遏制钙在消化道中的吸收和促进尿钙排泄，造成骨钙流失，日久诱发骨质疏松。

（5）忌过食高蛋白食物　多吃瘦肉、鸡蛋、牛奶、豆腐等高蛋白食物，摄入蛋白质过多，反而会增加体内钙的流失，促发或加重骨质疏松症。

（6）避免含草酸多的食物和高钙食物一起食用　因为草酸和钙结合后会形成草酸钙，从而影响钙的吸收，所以像菠菜、苋菜、莴笋等食物要避免和鱼汤、豆腐汤等高钙食物同食。

# 助你一觉睡到天亮

失眠症是指持续的睡眠质量令人不满意的生理障碍，对失眠有忧虑或恐惧心理是形成本症的致病心理因素。

## ▌膳食原则

### 1 吃食物的品种和数量

老年人在选择饮食的时候一定要注意均衡饮食，这样可以保证营养的全面吸收。每个人的身高、体重、劳动强度、健康状况不同，所需要的食物品种和数量也不同，要知道精确的饮食方案，最好去大医院营养科看营养咨询门诊。营养科的营养专业人员——营养师会根据你的情况，制定一个个性化的营养方案，计算出精确的食物品种和数量。

### ② 并非全部粗茶淡饭

老年人也需要注意适当吃肉，不要每天都是粗茶淡饭。老年朋友要重视适量吃肉，每天或隔天吃一个鸡蛋（不丢蛋黄），每天饮奶（首选酸奶），吃大豆及豆制品，并增加蔬菜、水果和薯类的摄入。

### ③ 足量饮水

喝水对我们身体健康非常有好处，所以老年人一定要注意足量饮水。每天饮水不少于6杯（每杯200毫升），首选白开水、淡茶水。要主动饮水，不要等口渴才喝水，出汗后增加饮水量，少喝含糖饮料。

## 需要注意的事项

### ① 合理选择保健食品

平时我们还需要根据自身的情况合理的选择食用保健品，保证身体健康，根据自己需要的保健功能选择正规的保健品，不要盲目相信推销人员的游说。

> **注意：保健食品不能代替合理饮食。**

### ② 食品安全最重要

在饮食的时候，要选择安全的食品，不要吃变质的食物，老年朋友要特别注意吃新鲜卫生的食物，不要怕浪费而食用腐败、变质、过期的食物。剩饭剩菜最好不吃，要吃也应冷藏并在24小时内热透后食用。烧熟的蔬菜最好不要过夜，以减少亚硝酸盐的摄入。少吃盐腌、熏制、烧制的食物，如腊肉、腊鱼、腌菜、烧烤等。

# 冠心病最怕"招惹"的食物

## ▌ 什么是冠心病？

　　冠心病是由于冠状动脉粥样硬化使血管阻塞导致心肌缺血缺氧而引起的心脏病（冠状动脉粥样硬化性心脏病）和冠状动脉功能性改变（痉挛）的总称，又称"缺血性心脏病"。临床上可分为原发性心脏骤停、心绞痛、心肌梗死、心力衰竭和心律失常等类型。是严重威胁人们健康并造成大量死亡的一种心脏疾病。半个世纪以来，其发病率逐渐增加。冠心病为老年人最常见的心脏病。

　　冠心病人饮食要严格控制总热量。宜多吃粗粮，以增加膳食纤维含量。玉米、粳米、荞麦等可以作为首选。摄入的脂肪应以植物油为主，盐的摄入控制在3～6克。适当食用鱼类或瘦肉，严格限制摄入动物内脏。注意补充维生素和矿物质，选择橘子、苹果、猕猴桃、香蕉、山楂等高维生素的水果，有助于保护心脏。平时饮食则可以选择香菇、紫菜、芹菜、木耳、茄子、洋葱、海带、豆腐等。

　　在此基础上切勿暴饮暴食，不可太饿、太饱，有基本的定量。另外要注意食物种类丰富，不单调，不挑食，合理饮食，平衡营养。

## ▌ 六个"不要"

### *1*　不要吃得太油腻

　　对冠心病患者来说，日常饮食一定要清淡。平时应多吃新鲜蔬菜，以及水果、木耳，或者是豆制品；还可适当吃一些瘦肉及鱼类，尽量少吃过于油腻或高脂肪的食物。日常生活中如果有条件，可以多喝绿豆汤、莲子汤、百合汤，或者菊花茶、荷叶茶等饮料。

### ② 不要喝冷饮

对于冠心病患者的饮食，日常一定要注意禁食冷饮，因为在气温高时，血管处于扩张状态，一旦进食冷饮，大多数患者的肠道突遭刺激，还会引起全身血管收缩，血压突然升高，容易突发心绞痛、心肌梗死、脑出血。

### ③ 不要吃糖

糖类即指碳水化合物，它是机体热能的主要来源，摄入过多可造成热量超标，在体内可转化生成脂肪，引起肥胖，并使血脂升高。因此，要严格控制碳水化合物摄入总量，尤其是控制食糖摄入量。经研究证明，在碳水化合物中升高血脂的作用，果糖高于蔗糖，蔗糖高于淀粉。故提倡进食复合糖，控制精制糖，选用杂粮、糙米、玉米等膳食纤维多的食物，少进食单糖，如蔗糖、果糖。

### ④ 不要碰烟酒

吸烟者冠心病的发病率比不吸烟者高3倍。经常饮烈性酒，可因酒精中毒导致心脏病和高脂血症。过多的乙醇还可使心脏耗氧量增多，加重冠心病。应戒烟、限酒，浓茶、辣椒等刺激性食物也应谨慎食用。

### ⑤ 不要暴饮暴食

患有严重冠心病的患者，应采取少量多餐的原则，切忌暴饮暴食，尤其晚餐也不宜吃得过饱。尽量多吃些容易消化的食物，同时要保持大便通畅。

### ⑥ 不要脱水

一些老年人没有定时喝水的习惯，总是等到渴了想喝时才喝，其实这已造成程度不同的"脱水"了。老年人平时要养成定时喝水的好习惯。老年人（特别是冠心病患者）的血液黏度都有所增高，脱水导致血液黏度进一步升高，达到一定程度会出现血凝倾向，导致缺血或心脑血管堵塞，严重时可引起心肌梗死或脑卒中。建议睡前半小时，或者是半夜醒来及清晨起床后喝一些白开水。

# 预防中风的"法宝"

## ▌什么是中风？

中风，中医病名，有外风和内风之分，外风因感受外邪（风邪）所致，在《伤寒论》中名曰"中风"（亦称桂枝汤证）；内风属内伤病证，又称脑卒中，卒中等。现代一般称中风，多指内伤病证的类中风，多因气血变得逆乱、脑脉痹阻受阻或血溢于脑所致。以突然昏倒、半身不遂、肢体麻木、口舌歪斜、偏身麻木等为主要表现的脑神经疾病。并具有起病急、变化快的特点。本病病因较多，从临床看，以内因引发者居多。中风的发生，归纳起来不外虚（阴虚、气虚）、火（肝火、心火）、风（肝风、外风）、痰（风痰、湿痰）、气（气逆）、血（血瘀）六端。

## ▌膳食原则

首先，饮食中应有适当蛋白质，常吃些蛋清、瘦肉、鱼类和各种豆类及豆制品，以供给身体所需要的氨基酸。一般每日喝牛奶及酸牛奶各一杯，因为牛奶能抑制体内胆固醇的合成，降低血脂及胆固醇的含量。喝牛奶时可将奶皮去掉。豆类含豆固醇，也有促进胆固醇排出的作用。蔬菜可选择油菜、胡萝卜、青椒、番茄、西蓝花、黄瓜、西芹等。水果可选择苹果、香蕉、猕猴桃、橘子等。

其次，日常饮食应限制动物脂肪，如猪油、牛油、奶油等，以及含胆固醇较高的食物，如蛋黄、鱼子、动物内脏、肥肉、腊肉、腊肠、虾、全脂奶、奶酪、巧克力、蟹黄、皮蛋黄、橄榄油、腰果等。因为这些食物中所含饱和脂肪酸可使血中胆固醇浓度明显升高，促进动脉变得硬化；可采用植物油，如豆油、茶油、香油、花生油等，达到推迟和减轻动脉硬化的目的。不要食用蔗糖、果糖、甜食、含糖饮料，控制热量，因为甜食可转化为脂肪。有糖尿病者尤应注意。食盐不宜过多，每日控制在啤酒盖的一瓶盖多一点点。不宜吸烟、饮酒，因为烟、酒都可以加速脑动脉硬化的发展，而且喝酒可使血压升高，诱发中风。不要吃撑，更不要暴饮暴食。因为过度饱食后，代谢加强，使心肌消耗氧气明显增加，加重心脏负担。

# 阿尔茨海默病你了解吗？

## ▌什么是阿尔茨海默病？

阿尔茨海默病，即老年性痴呆，是一种起病隐藏深的神经系统退化性疾病。临床上以记忆力障碍、失去语言能力、失去认识能力、观察空间技能损害、行动功能障碍，以及人格和行为改变等全面性痴呆表现为特征，病因迄今未明。65岁以前发病者，称早老性痴呆；65岁以后发病者称老年性痴呆。

## ▊ 膳食原则

日常饮食要"三低"：低糖、低盐、低脂，如果饮食长期高糖、高盐、高脂容易使血压升高，动脉变得硬化，年老易患阿尔茨海默病。吃饭时要均衡，每顿饭最好别吃撑，七分饱就可以，如果长期饱食，易致脑血管硬化，脑供血不足，大脑早衰和智力下降，形成痴呆。

应当多吃含胆碱的食物。胆碱有助于乙酰胆碱的生成，乙酰胆碱能增强记忆，有预防阿尔茨海默病的作用。含胆碱的食物有豆类及其制品、蛋类、花生、核桃、鱼、瘦肉等。宜多吃含B族维生素的食物。B族维生素能有效地降低阿尔茨海默病的发病率。比如家禽肉类、动物的肝与肾、橘子、胡萝卜、香菇、紫菜、茄子、芹菜、奶类等，尤其要多吃鱼和大豆。实验表明，健康者的大脑DHA的成分较高，患各种程度阿尔茨海默病的人，血液中DHA的含量平均比正常人少30%～40%。因此，多吃高油脂的鱼，如鲑鱼、鳟鱼和鱿鱼等，可有效预防阿尔茨海默病。大豆含有丰富的异黄酮、皂苷、低聚糖等活性物质，常食大豆食品不仅可以摄取充分的植物性蛋白质，预防高脂血症、动脉硬化，还有抗癌及预防阿尔茨海默病等功效。

# "对症下食"前列腺增生

## ▊ 什么是前列腺增生?

前列腺增生，常称作良性前列腺增生。是老年男性常见疾病之一，随全球人口老年化发病日渐增多。前列腺增生的发病率随年龄递增，多数患者随着年龄的增长，排尿困难等症状随之增加。城镇发病率高于乡村，而且种族差异也影响增生程度。

## ▌膳食原则

日常饮食应多吃新鲜水果、蔬菜、粗粮及大豆制品，多食用蜂蜜以保持大便通畅，适量食用牛肉、鸡蛋。吃种子类食物，可选用南瓜子、葵花子等，每日食用，数量不拘。绿豆无论多少，把它们煮烂成粥，放凉后食用，对膀胱湿热、排尿涩痛的人适用。

不要喝烈酒，少吃辛辣食物，少喝咖啡，少吃柑橘、橘汁等酸性强的食品，并减少食用白糖和精制面粉。不能因尿频而减少喝水量，多喝水可稀释尿液，防止引起泌尿系统感染以及形成膀胱结石。喝水应以白开水为佳，少喝浓茶。

# 第六部分

# 食疗与药膳

# 药膳与食疗的历史文化背景

药膳食养就是根据生命发展的规律，采取能够保养身体、减少疾病、增进健康和延年益寿的饮食手段所进行的保健方式。

药膳食养是中医养生学的一个重要组成部分，它历史悠久，源远流长。在漫长的历史过程中，中国人民非常重视养生益寿，并在生活实践中积累了丰富的经验，创立了既有系统理论、多种流派、多种方法，又有民族特色的中医药膳食疗养生学说，为中国人民的保健事业和中华民族的繁衍昌盛做出了杰出的贡献。

中医养生学是以整体观为主导思想，以脏腑经络理论为核心，以辨证论治为诊疗特点的独特的学术理论体系。自古以来，人们把养生的理论和方法叫作"养生之道"。例如《素问·上古天真论》说："上古之人，其知道者，法于阴阳，和于术数，食饮有节，起居有常，不妄作劳，故能形与神俱，而尽终其天年，度百岁乃去。"此处的"道"，就是养生之道。能否健康长寿，不仅在于能否懂得养生之道，更为重要的是能否把养生之道贯彻应用到日常生活中去。

# 药膳与食疗的区别

让食物成为你的药物，而不要让药物成为你的食物——西医鼻祖希波克拉底如是说。

中国古代，从大自然中获取天然药物，形成了独具特色的中医药，这

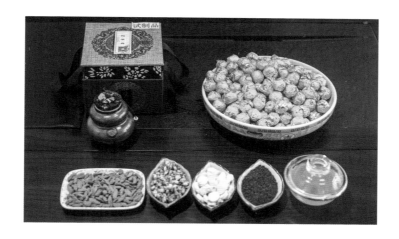

种医药学又与人们的饮食密切相关。

药既可以入食，食又可以为药，就形成了食疗和药膳，中国民间有一种说法，就是"药补不如食补，食疗胜似医疗"。食疗在中国民间，无论古今，都很盛行，成为中国食俗百花园中的一朵奇葩。

**食疗**就是日常食物作为原料，利用食物的性味、经过烹饪加工制成的一种具有治疗作用的膳食，如谷类、肉类、水果类、蔬菜类等，以饮食的形式，给人体提供所需要的各种营养物质来维持身体健康，增强抵抗力，强化人体各个器官和机体的防御能力，以辅助防治疾患。

在中国，用日常食物防病治病，几乎是家喻户晓。家里有人伤风感冒，切几片生姜，加几段葱白，用红糖煮汤，趁热吃下，发发汗，一般都能见效。平日养生，有"上床萝卜下床姜"的说法，就是早上吃姜，晚上吃萝卜。盐、醋、姜、葱、蒜等调味品的食疗作用，民间各有讲究，还不断发展，现在就有人用醋加可乐调出了保健饮料，还挺流行。

**药膳**是把具有药用价值的食材和与之相配的药食同源的药材结合制成的食品。药膳在中国从古流传至今，现在还越来越受欢迎，常见的有粥食、面点、羹汤和菜肴，还出现了专营药膳的餐馆。这些药膳五花八门，

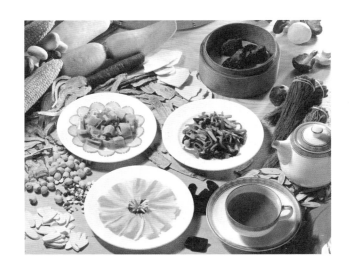

但是又各有讲究，如"川贝陈皮清汤"，可治风寒咳嗽；"参汁清汤"可用于病人和老年人滋补养生。

# 让我们一起走进"药食同源"小天地

## ▍何为"药食同源"？

所谓"药食同源"，就是说许多食物即药物，它们之间并无绝对的分界线，古代医学家将中药的"四性""五味"理论运用到食物之中，认为每种食物也具有"四性""五味"。"四性"又称为"四气"，即寒、热、温、凉，"五味"即辛、甘、酸、苦、咸。

中医学自古以来就有"药食同源"（又称为"医食同源"）理论。这一理论认为：许多食物既是食物也是药物，食物和药物一样能够防治疾病。在古代社会中，人们在寻找食物的过程中发现了各种食物和药物的性

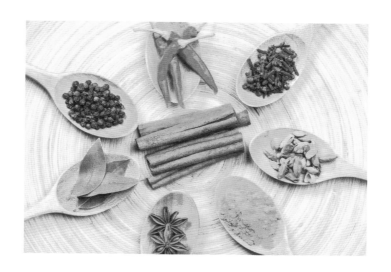

味和功效，认识到许多食物可以药用，许多药物也可以食用，两者之间很难严格区分。这就是"药食同源"理论的基础，也是食物疗法的基础。隋朝时期的《黄帝内经太素》一书中写道："空腹食之为食物，患者食之为药物"，这也反映出"药食同源"的思想。

随着经验的积累，药食才开始分化。在食与药开始分化的同时，食疗与药疗也逐渐区分。食疗最显著的特点之一，就是"有病治病，无病强身"，对人体基本上无毒副作用。

## ▌何为"药借食力，食助药威"？

药膳常讲"食助药力，药助食威"，即以食为药和以药为食。药膳是材料上食物与药物相加，制作上食物与药物相融，功效上食物与药物叠加。与食养、食疗相比，药膳是在食物中或加工过程中添加了相对安全的"药物"在其中，即通过药物来增加食物"四性""五味"，增加其对于人体体质偏颇或疾病状况的"纠偏"力度。可以看出，与**食养**、**食疗**相比，**药膳**在专业性、人群或个体的针对性等方面都有了更进一步的限定。

　　药膳主要针对人群或个体在多种因素作用下出现的严重体质偏颇和疾病不同阶段，以及由此而衍生的一系列症状表现。

　　它是中国传统的医学知识与烹调经验相结合的产物。它"寓医于食"，既将药物作为食物，又将食物赋以药用，药借食力，食助药威，二者相辅相成，相得益彰；既具有较高的营养价值，又可防病治病，保健强身，延年益寿。

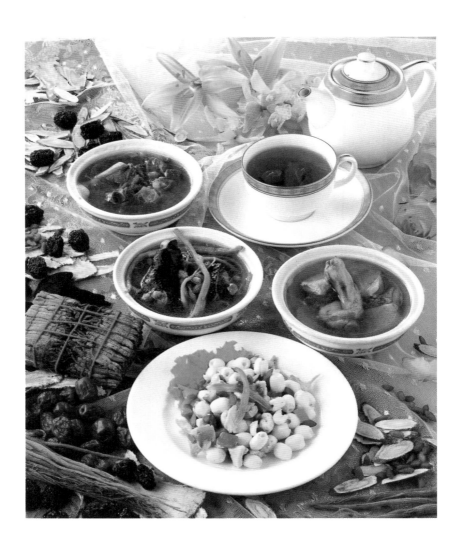

# 第七部分

# 从一二三四五来认识药膳与食疗的运用方法

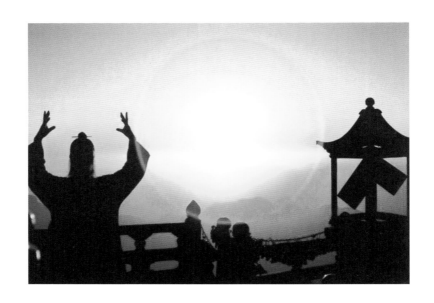

# 天人合一，顺其自然

来源于道家的哲学思想：追求天、地、人为一体的境界，即天人合一。天人合一是一种养生境界，其核心思想是把人道与天道相融合，生命气机是二者相融合的桥梁。古人研究人体的方法，是直接把人体与宇宙结合在一起，人与天地为一体，人是宇宙的一部分。所以，它站在一个极高的基础上，"大道至简至易"。

这种养生思想在我国有着悠久的历史和广泛的群众基础，它强调天人一体，养生的方法随着四时的气候变化，寒热温凉，做适当的调整。天地是个大宇宙，人身是个小宇宙，天人是相通的，人无时无刻不受天地的影响；同样，天地的所有变化都会影响到人。

为什么顺其自然是体现了"天人合一"的思想精髓？

人类生活在自然界，无论在生理上还是在病理上，都不断地受自然界的影响。它强调在养生的过程中，既不可违背自然规律，又要重视人与社会的统一协调。正如《黄帝内经》主张："上知天文，下知地理，中知人事，可以长久。"

天人合一主要表现在天与人的规律相通，人与天的结构相似，天地阴阳与人体阴阳的相对应。

人与天地相对应表现为：

"天圆地方，人头圆足方以应之。

天有日月，人有两目；地有九州，人有九窍；

天有风雨，人有喜怒；天有雷电，人有声音；

天有四时，人有四肢；天有五音，人有五脏；

天有六律，人有六腑；天有冬夏，人有寒热；

天有十日，人有手十指；辰有十二，人有足十指，茎垂以应之，女子不足二节，以抱人形；

天有阴阳，人有夫妻；岁有三百六十五日，人有三百六十五节；

地有高山，人有肩膝；地有深谷，人有腋腘；

地有十二经水，人有十二经脉；地有泉脉，人有卫气；

地有草蓂，人有毫毛；天有昼夜，人有卧起；

天有列星，人有牙齿；地有小山，人有小节；

地有山石，人有高骨；地有林木，人有募筋；

地有聚邑，人有䐃肉；岁有十二月，人有十二节；

地有四时不生草，人有无子。此人与天地相应者也。"

人的肋骨共有二十四根，左边十二右边十二，正好与一年的二十四节气相对应。人的四肢大关节一共有十二个，每一个关节由两个关节面组成，合起来是二十四个面。每一个面与一个节气相应和。每一个肢节有六个关节面，正如对应"六气为一时"，四肢应四时。

# 两个作用，防病益寿

## ▌ 防病强身

食物对人体的滋养作用是身体健康的重要保证。合理地安排饮食，保证机体有充足的营养供给，可以使气血充足，五脏六腑功能旺盛。因而，机体新陈代谢功能活跃，生命力强，适应自然界变化的应变能力大，抵御致病因素的力量就强。饮食又可以调整人体的阴阳平衡。《黄帝内经》中的原文："人以水谷为本，故人绝水谷则死，脉无胃气亦死。"祖先告诉我们的饮食法则"五谷为养，五果为助，五菜为充，五畜为益"，就是最好的说明。五谷是养命之根本，被放在了首要的地位，其他的蔬、果、畜都是辅助和补充。《素问·阴阳应象大论》说："形不足者，温之以气，精不足者，补之以味。"根据食物的气、味特点，以及人体阴阳盛衰的情况，予以适宜的饮食营养，或以养精，或以补形，既是补充营养，又可调整阴阳平衡，不但保证机体健康，也是防止发生疾病的重要措施。例如，食用动物肝脏，既可养肝，又能预防夜盲症；食用海带，既可补充碘及维生素，又可预防甲状腺肿；食用水果和新鲜蔬菜，既可补充营养，又可预防坏血病；等等，均属此类。此外，发挥某些食物的特异作用，可直接用于某些疾病的预防。例如，用大蒜辅助预防外感和腹泻；用绿豆汤辅助预防中暑；用葱白、生姜辅助预防伤风感冒等，都是利用饮食来达到预防疾病的目的。

## ▌ 益寿、防衰

饮食调摄是长寿之道的重要环节，利用饮食营养达到抗衰防老、益寿延年的目的，是历代医家十分重视的问题。中医认为：精生于先天，而养于后天，精藏于肾而养于五脏，精气足则胃气盛，肾气充则体健神旺，此乃益寿、抗衰的关键。

先天之本秉承父母，后天之精源自食物。

脾为后天之本，脾胃有消化、吸收、输布水谷精微之功能，而组成人体以及与生命活动密切相关的气血则是由水谷精微所化生，所以又说"脾胃为气血化生之源"。

因此，在进食时宜选用具有补精益气、滋肾强身作用的食品。同时，注意饮食的调配及保养，对防老抗衰是十分有意义的。特别是对于老年人，充分发挥饮食的防老抗衰作用尤其重要。《养老奉亲书》说："高年之人真气耗竭，五脏衰弱，全仰饮食以资气血。"清代养生家曹廷栋认为以粥调治、颐养老人，可使其长寿。他指出："老年有竟日食粥，不计顿，饥即食，亦能体强健，享大寿。"因之编制粥谱百余种，以供世人食饮。很多食物都具有防老抗衰作用，如芝麻、桑葚、枸杞、龙眼肉、核桃、蜂王浆、山药、人乳、牛奶、甲鱼等，都含有抗衰老物质成分，都有一定的抗衰延寿作用，经常选择适当食物服用，有利于健康长寿。

在传统的中医饮食养生法中，有丰富的调养经验和方法：

· **在食品选择上，有谷类、肉类、蔬菜、水果等几大类。**

· **在饮食调配上，有软食、硬食、饮料、菜肴、点心等。**

只要调配有方，用之得当，不仅有养生健身功效，而且可以收到治疗效果。

# 三因制宜，辨证施膳

中医在治疗疾病时，强调因时、因地、因人制宜，在辨证施膳时亦需注意三因制宜。

## ▌因时施膳

中医认为人与天地相应，人与自然界密切相关，四时气候变化对人体的生理、病理变化都有一定的影响，因此在组方施膳时必须考虑采用相适宜的方法和药膳，以减少外界的变化对人体的影响。如长夏阳热下降，水气上腾，湿气充斥，故在此季节感受湿邪者较多。湿为阴邪，其性趋下，重浊黏滞，容易阻遏气机，损伤阳气，药膳宜用解暑汤。冬天气温较低或气温骤降，容易感受寒邪，阴寒偏盛损伤阳气，或失去正常的温煦气化作用，所以出现一系列机能减退的症候，如恶寒、肢体不温、脘腹冷痛等；寒邪收引凝滞，侵袭人体易使气机收敛牵引作痛；寒邪侵入经络关节，经脉拘急，气血凝滞阻闭，故出现肢体屈伸不利，或厥冷不仁等。《素问·举痛论》说"寒则气收""痛者寒气多也，有寒故痛"。运用药膳要以"寒则温之"的治则，可选食羊腿等。

## ▌因地施膳

我国地域广阔，不同的地区，由于气候条件及生活习惯的差异，人的生理活动和病理变化也不尽相同，所以施膳亦应有差别。东南潮湿炎热，病多湿热，宜选清化之品；西北地高气寒，时多燥寒，宜用辛润之品。同样采用温里回阳药膳，在西北严寒地区，药量宜重，而在东南温热地带，其药量宜轻。

## ▌因人施膳

由于人的性别、年龄、体质、生活习惯的不同，组方施膳时应有区别。如胖人多痰湿，宜清淡化痰，当忌肥甘滋腻；瘦人多阴亏津少，应滋阴生津，不宜辛温燥热之品；妇女在经期、妊娠、产后，常以八珍汤、四物汤等配膳；老年人气虚血衰，生理机能减退，多患虚证，宜平补，多用十全大补汤、复元汤等组方配膳；小儿脏腑娇嫩气血未充，脾常不足，但生机旺盛，应以调养后天为主，促进生长发育，常用药膳如八珍糕等。

# 四性特征，寒热温凉

药物、食物的"四性"，指药物或食物具有寒、热、温、凉四种不同的性质。寒和凉为同一性质，仅是程度上的不同，凉次于寒；温和热为同一性质，也是程度上的差异，温次于热。药物的寒凉与温热性是指药物或食物作用于机体所发生的反应，并经过反复验证归纳出来，是与人体或疾病的寒热性质相对而言的。凡属寒凉性的药物或食物，具有滋阴、清热、泻火、解毒的作用，能够纠正热性本质，保护人体的阴液，减轻或消除热性病证，主要用于热性体质和热性病证。凡属温热性的药物或食物，多具有助阳、温里、散寒等作用，能扶助人体的阳气，纠正寒性体质，减轻或消除寒性病证，主要用于寒性体质或寒性病证。此外，还有一类药物和食物，在四性上介于寒凉与温热之间，即寒热之性不甚明显，则称之为"平性"，其性质平和，在养生方面与药膳方面广泛应用。平性仍归属于四性。

# 五味归经，辛甘酸苦咸

"五味"是指药物或食物所具有的辛、甘、酸、苦、咸五种不同的味道。不同味的药物或食物具有不同的作用，味相同的药物或食物，其作用相近似或有共同之处。由于食物的味道各有不同，对脏腑的营养作用也有所侧重。《素问·至真要大论》中说："五味入胃，各归所喜，故酸先入肝，苦先入心，甘先入脾，辛先入肺，咸先入肾，久而增气，物化之常也。"此外，食物对人体的营养作用还表现在其对人体脏腑、经络、部位的选择性上，即通常所说的"归经"问题。如茶入肝经，梨入肺经，粳米入脾、胃经，黑豆入肾经，等等。有针对性地选择适宜的饮食，对人体的

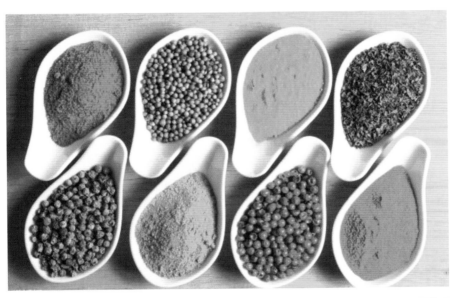

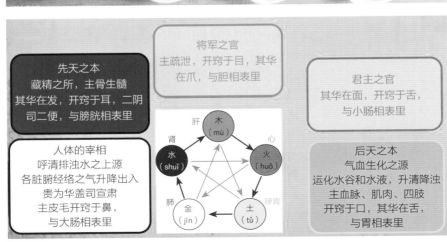

营养作用更为明显。

## ▎酸入肝

中医认为酸味食物能疏肝解郁，散瘀止痛，调畅情志，排毒护肝。

## ▎苦入心

心喜苦，古就有良药苦口之说。苦味食物能清热燥湿，泻火通便，有利尿、化解心经热毒的作用。宜多食苦菜、白果、大头菜、苦杏仁、苦瓜。

## ▎甘入脾

"当春之时，食味宜减酸增甘，以养脾气"，为扶助阳气，应吃红枣、花生、香菜等。

脾胃虚者宜食甘甜味的食物，如玉米、南瓜、土豆、桃、胡萝卜、蜂蜜等，有补益、缓和、和胃、生津的作用。适当吃点甜食还可以补热量，养气血，缓解疲劳。

## ▎咸入肾

咸为五味之冠，百吃不厌，有泄下、软坚、散结和补益阴血等作用。

## ▎辛入肺

中医认为辛入肺，有发散、理气、活血之功效。人们常吃葱、姜、蒜、辣椒、胡椒等以辛味为主的食物，可调理气血，疏通经络，促进血液循环，还能增加消化液的分泌，刺激胃肠蠕动。所以肺虚有寒、有感冒症状以及气血阻滞的人适合食用生姜、胡椒、辣椒、葱、蒜、韭菜、花椒等让身体散寒发热，帮助血液循环，预防风寒感冒。

# 第八部分

# 为什么
# "彼之蜜糖，
# 我之砒霜"

# 每个人都是一个独特的个体

体质现象是人类生命活动的一种重要表现形式，是指人体生命过程中，在先天禀赋和后天获得的基础上所形成的形态结构、生理功能和心理状态方面综合的、相对稳定的固有特质，是人类在生长、发育过程中所形成的与自然、社会环境相适应的人体个性特征。

体质的差异导致病证的多变性：病因相同，体质不同，证亦不同；疾病相同，体质不同，证亦不同；疾病不同，体质相同，证亦相同。即体质是同病异证、异病同证的基础。在证候诊断方面，应该据质求因，据质定性，据质明位，据质审势。中医体质分类理论及分类标准与方法学体系的建立为实现个性化的养生、保健及亚健康防治、提高国民整体素质，提供理论依据和有效的方法。

体质的形成是受遗传、环境、精神、营养、锻炼、疾病等内外环境中诸多因素的影响形成的，这种特征是体质可调的基础。体质也具有一定的可变性，是可以调整的。

体质既禀成于先天，亦关系于后天。

中医食养食疗理论是在中医理论指导下结合现代营养学内容而产生的新型科学。它蕴含着中医的传统理论，是在中医以五脏为中心的整体观、中医辨证论治、中药的四性五味、升降沉浮思想影响下形成的，具备了明显的中医学特点。该理论特点的主要内容为：

（1）食物的摄取是维持健康养生的必要手段，也是支撑提出以预防为主的"治未病"核心思想的物质基础（食物的营养、滋养作用，后扩展成为合理选择、制作、使用膳食而养生）。

（2）食物转化成水谷精气是维持生命活动的基本物质（补充营养，完成生、长、壮、老的生命过程）。

（3）食物具有四性五味。"药食同源"，药物既有四性五味之分，食物也有性质之区别（寒热温凉，酸甘苦咸辛）。

（4）择食应辨体质，通过正确饮食，达到平衡饮食或饮食纠偏的目的（五谷为养、五果为助、五畜为益、五菜为充和现代营养科学膳食均衡）。

（5）护养胃气是食物养生的主要手段，食需淡薄。

（6）择食需因人而异，因时而异，因地而异。

（7）根据人的体质不同，食物可分相宜相忌（此人之肉，彼人之毒）。

# 带你了解自己的体质表象特征——九大体质

## ▍平和质

平和体质，就是健康。健康就是指生理健康，心理健康，具有适应社会的能力，能有效地发挥个人的身心健康和社会功能。

| | |
|---|---|
| 总体特征 | 阴阳气血调和，以体态适中、面色红润、精力充沛等为主要特征。 |
| 形体特征 | 体形匀称健壮。 |
| 常见表现 | 面色、肤色润泽，头发稠密有光泽，目光有神，鼻色明润，嗅觉通利，唇色红润，不易疲劳，精力充沛，耐受寒热，睡眠良好，胃纳佳，二便正常，舌色淡红，苔薄白，脉和缓有力。 |
| 心理特征 | 性格随和开朗。 |

| 发病倾向 | 平素患病较少。 |
| --- | --- |
| 对外界环境适应能力 | 对自然环境和社会环境适应能力较强。 |

**1 平和质的日常生活调理**

（1）环境起居调摄　起居顺应四时阴阳，劳逸结合。

（2）体育锻炼　适度运动即可。

（3）精神调适　清净立志，开朗乐观，心理平衡。

（4）饮食调理　食物宜多样化，不偏食，不可过饥过饱、偏寒偏热。

（5）药物调养　无须。

**2 平和质春季养生**

（1）早睡早起以养肝　早睡早起，早晨去散散步，放松形体，使情志随着春天生发之气而不可违背它，这就是适应春天的养生方法。

（2）防止旧病复发　春天的多发病有肺炎、肝炎、流脑、麻疹、腮腺炎、过敏性哮喘、心肌梗死、精神疾病等。因此对于有肝炎、过敏性哮喘、心肌梗死等的患者要特别注意调养预防。

（3）不要过早减衣　"春不减衣，秋不戴帽"。立春气温还未转暖，不要过早减掉冬衣。如果过早减掉冬衣，一旦气温下降，就难以适应，会使身体抵抗力下降。病菌乘虚袭击机体，容易引发各种呼吸系统疾病及冬春季传染病。

（4）每天梳头百下　《养生论》说："春三月，每朝梳头一二百下"。春季每天梳头是很好的养生保健方法。春天梳头，有疏利气血、通达阳气的重要作用。

（5）少吃补品和盐　立春的这段时间里，不论是食补还是药补，进补量都要逐渐减少。与此同时，减少食盐摄入量也很关键，因为咸味入肾，吃盐过量易伤肾气，不利于保养阳气。

（6）多吃韭菜、香菜 应适当吃些辛甘发散之品，不宜吃酸收之味。食物可选择辛温发散的葱、香菜、花生、韭菜、虾仁等，少食辛辣之物。

### 3 平和质夏季养生

夏季适宜晚睡早起，常用温水沐浴，勿贪凉饮冷，空调温度适宜。饮食宜多食新鲜水果，如番茄、菠萝、桃、李子等；或其他清凉生津食品，如绿豆、冬瓜、苦瓜、黄瓜、生菜、豆芽等；中药如金银花、菊花、芦根，以清热祛暑。

▌ **养生要点：重在维护。**
▌ **对策：平时只要注意饮食有节，劳逸结合，坚持锻炼即可。**

### 4 平和质秋季养生

秋季应保持精神上的安宁，还要注意不断地收敛神气，不使神志外越，以保持肺之清肃之气。排出杂念，减少私心，降低私欲，则减轻了不必要的思想负担，有助于神气的清静。还应早睡早起，适当增加衣物，多练习深呼吸。饮食注意多吃些银耳、杏、梨、白扁豆、蚕豆、阿胶、鱼虾、猪肉、家禽等。

### 5 平和质冬季养生

冬季要精神收敛，早睡晚起，大风、大雪天气尽量不要外出，此时也不适宜户外锻炼。适当进食温补食物。蔬菜类可选用大白菜、板栗、黑豆、刀豆等。坚持日常健康习惯。

## ▌阳虚质

　　什么是阳？是阳光、太阳、是生命必需的光和热。那么阳虚就是身体的阳气不足。比如，卫阳不足，就易感冒；胃阳不足，就运化无力，脾胃虚弱；肾阳不足，就气化无权。

**阳虚体质表现自检如下：**

- ▌你的手脚发冷吗？
- ▌你的胃部、背部或膝盖部怕冷吗？
- ▌你讨厌冬天、喜欢夏天吗？
- ▌你比别人容易感冒吗？
- ▌你吃东西稍不合适会拉肚子吗？
- ▌你的衣服穿得总比别人多吗？
- ▌小肚子一吹风会马上不舒服吗？

**为什么会出现阳虚呢？**

- ▌营养过剩：促成气虚，脾胃虚弱。
- ▌过度劳累：消耗精血、功能紊乱、内分泌异常。
- ▌饮食不当：长期饮食寒凉。
- ▌先天不足：由于各种原因在娘胎里就禀赋不足，是源头的问题。
- ▌身体与室外环境调节不足。
- ▌滥用抗生素会导致阳气耗损，用中医的角度看抗生素是个寒性的东西。

| | |
|---|---|
| **总体特征** | 阳气不足，平时怕冷，手脚冰凉，易出汗，精神不振，睡眠偏多，以畏寒怕冷、手足不温等虚寒表现为主要特征。 |
| **形体特征** | 肌肉松软不实。 |

| 常见表现 | 平素畏冷,手足不温,喜热饮食,精神不振,舌淡胖嫩,脉沉迟。 |
|---|---|
| 心理特征 | 性格多沉静、内向。 |
| 发病倾向 | 易患痰饮、肿胀、泄泻等病;感邪易从寒化。 |
| 对外界环境适应能力 | 耐夏不耐冬;易感风、寒、湿邪。 |
| 引起慢病风险 | 慢性胃肠道疾病、哮喘、甲状腺疾病、风湿性关节炎、不孕不育症。发病多为寒证,易患肿胀、泄泻、阳痿。 |
| 饮食原则 | 可选补阳祛寒、温养肝肾之品。 |
| 慎用食物 | 少食生冷寒凉食物如黄瓜、藕、梨、西瓜等,要少吃冷饮、少喝冰水。 |

**1 阳虚体质日常生活调理**

(1)环境起居调摄 冬避寒就温,春夏培补阳气,多日光浴。夏不露宿室外,眠不直吹电扇,开空调室内外温差不要过大,避免在树荫、水亭及过堂风大的过道久停,注意足下、背部及丹田部位的保暖。

(2)体育锻炼 动则生阳,体育锻炼每天1~2次。宜舒缓柔和,如散步、慢跑、太极拳、五禽戏、八段锦等。冬天避免在大风、大寒、大雾、大雪及空气污染的环境中锻炼。

(3)精神调适 这类人常情绪不佳,肝阳虚者善恐、心阳虚者善悲。应保持沉静内敛,消除不良情绪。

**2 阳虚体质日常饮食调理**

(1)首选食材 刀豆、韭菜、荔枝、榴莲、樱桃、龙眼肉、板栗、大枣、鸡肉、羊肉、虾、黄鳝、海参、鲍鱼、淡菜、肉桂、干姜、荜茇、高良姜、丁香、大葱、花椒、辣椒、胡椒等热温热性质的食材。

（2）备选食材　糯米、洋葱、圆白菜、桂圆、核桃仁、鹿肉、草鱼、鲢鱼、鳙鱼、小茴香、橘红等。

（3）饮食调理　宜食温阳食物如羊肉、鹿肉、鸡肉，少吃西瓜等生冷食物。平时可用当归生姜羊肉汤、韭菜炒核桃仁。

（4）药物调养　可选补阳祛寒、温养肝肾之品，如鹿茸、海狗肾、蛤蚧、冬虫夏草、巴戟天、仙茅、肉苁蓉、补骨脂、杜仲等，成方可选金匮肾气丸、右归丸。偏心阳虚者，桂枝甘草汤加肉桂常服，虚甚者可加人参；偏脾阳虚者可选择理中丸或附子理中丸。

**3　阳虚体质春季养生**

春季风多，昼夜温差较大，阳虚体质的人应注意"春捂"，逐渐减少衣被，适当从事户外活动，接受阳光照射。饮食多用粮食、蔬菜，增强抵御流行疾病的能力，避免到人多聚集的地方活动，以防感染流行性疾病。

**4　阳虚体质夏季养生**

可多食牛肉、羊肉、韭菜、生姜、洋葱等温阳之品。少食梨、西瓜、荸荠等生冷寒凉食物，少饮绿茶；起居要保暖，特别是背部及下腹丹田部位，避免长时间待在空调房，防止出汗过多，在阳光充足的情况下适当进行户外活动。运动避风寒，冬天避免在大风、大寒、大雾、大雪及空气污染的环境中锻炼。

**5　阳虚体质秋季养生**

阳虚体质多怕冷，伴有手足不温、疲乏无力、腰酸腿沉、小便次数多或不能憋尿、不能食凉、食凉易腹泻或腹痛等症状。中医提醒，秋季是阳气收敛的季节，此类人群进补要多吃温补性食物。日常饮食可选用益智仁、杜仲、核桃、芡实、干姜煲汤或煲粥，也可食用韭菜。肉食可选用羊肉之类，但注意用量不要太大。容易腹凉的女性朋友，不妨喝点生姜红糖饮，生姜30克，煎汤后加红糖调匀饮用，有暖胃祛寒的作用。

**6 阳虚体质冬季养生**

秋冬寒凉，宜及时增添衣被。适当服用温补食物，坚持泡热水脚，可养护阳气，不损阳气，少吃生冷食物，多吃温热食物，如羊肉、南瓜等。

## ▌ 阴虚质

体内的津液亏损，阴液不足，也就是体内的水分不足。

**阴虚体质表现自检如下：**

▌ 你感到身体、脸上发烧吗？

▌ 你的手心容易出汗吗？

▌ 你的皮肤和口唇干吗？

▌ 你讨厌夏天、喜欢冬天吗？

▌ 你便秘或大便干燥吗？

▌ 你感到眼睛干涩吗？

▌ 你感到口干、咽燥、总想喝水吗？

**阴液亏损是什么原因造成的呢？**

▌ 湿热内生，体内有火，损耗水分，与肝的疏泄很直接，肝郁易化火。

▌ 常吃辛辣的食物。

▌ 长期的熬夜最容易耗伤阴液。

> 常说女人是水做的，女人的区别是有经、带、胎、产，其全过程都是消耗阴液的，比如月经来潮，要失血、血水相连，失去的是血与水，所以女人更易损耗阴液。

| | |
|---|---|
| **总体特征** | 阴液亏少，以口燥咽干、手足心热等虚热表现为主要特征。 |
| **形体特征** | 体形偏瘦。 |
| **常见表现** | 手足心热，口燥咽干，鼻微干，喜冷饮，大便干燥，舌红少津，脉细数。 |
| **心理特征** | 性情急躁，外向好动，活泼。 |
| **发病倾向** | 易患虚劳、失精、不寐等病；感邪易从热化。 |
| **对外界环境适应能力** | 耐冬不耐夏；不耐受暑、热、燥邪。 |

**1 阴虚体质日常生活调理**

（1）环境起居调摄　夏应避暑，多去海边高山。秋冬要养阴。居室应安静。不熬夜，不剧烈运动，不在高温下工作。

（2）体育锻炼　宜选动静结合项目，如太极拳、八段锦等。控制出汗量，及时补水。

（3）精神调适　循《内经》"恬淡虚无""精神内守"之法，养成冷静沉着的习惯。对非原则性问题，少与人争，少参加争胜负的文娱活动。

（4）饮食调理　多食梨、百合、银耳、番木瓜、菠菜、无花果、冰糖、茼蒿等甘凉滋润的食物，喝沙参粥、百合粥、枸杞粥、桑葚粥、山药粥。少吃葱、姜、蒜、椒等辛辣燥烈之品。

（5）药物调养　可用滋阴清热、滋养肝肾之品，如女贞子、山茱萸、五味子、旱莲草、麦门冬、天门冬、黄精、玉竹、枸杞等药。常用方有六味地黄丸、大补阴丸等。如肺阴虚，宜服百合固金汤；心阴虚，宜服天王补心丸；脾阴虚，宜服慎柔养真汤；肾阴虚，宜服六味丸；肝阴虚，宜服一贯煎。

## 2 阴虚体质日常饮食调理

（1）首选食材　红薯、银耳、绿豆、冬瓜、芝麻、黑芝麻、桑葚、罗汉果、乌梅、百合、梨、荸荠、鸭肉、龟肉、猪皮、牛奶、火麻仁、玉竹、枸杞等。

（2）备选食材　粳米、小米、小麦、玉米、燕麦、马铃薯、山药、黑豆、黄豆芽、豆腐、豇豆、萝卜、菜瓜、冬瓜、黄瓜、哈密瓜、生菜、菠菜、芦荟、圆白菜、白芍、当归等。

（3）慎用食材　少食辣椒、花椒、韭菜等性温燥烈的食物。

## 3 阴虚体质春季养生

春季阳气升发，虚火上扰会明显些，可以服用滋阴降火茶。环境调摄阴虚者，畏热喜寒，寒冬易过，热夏难当。所以有条件的人，每逢春夏季，可到海边、林区、山区去旅游、休假。住房最好选择居室环境安静，坐北朝南的房子。

（1）饮食调养　其原则要保阴潜阳，多吃清淡食物，如糯米、芝麻、蜂蜜、奶制品、豆腐、鱼、蔬菜、甘蔗等。有条件的人可食用一些海参、蟹肉、银耳、雄鸭等，燥烈辛辣之品应少吃。体育锻炼不宜过激活动，着重调养肝肾，太极拳是较为合适的运动项目。

（2）精神调养　阴虚体质的人性情急躁，常常心烦易怒，这是阴虚火旺、火扰神明之故，应遵循"添淡虚无、精神内守"的养生法。

### 4 阴虚体质夏季养生

> ▌ 养生要点：滋阴，注意甲亢等疾病。
>
> ▌ 对策：注意食宜滋阴，多吃猪瘦肉、鸭肉、绿豆、冬瓜等甘凉滋润之品，少食羊肉、韭菜、辣椒、葵花子等性温燥烈之品。起居忌熬夜，避免在高温酷暑下工作；运动勿太过，锻炼时要控制出汗量，及时补充水分，不宜洗桑拿。

### 5 阴虚体质秋季养生

这类人群多见急脾气和更年期的人，较怕热，常有面部热感、手心足心热感，或有口干咽干、睡眠不实、夜间盗汗等症状。进补宜采用补阴、滋阴、养阴等法。可选用吃梨或用枸杞、百合、生地、莲藕、何首乌等煲汤或煲粥，肉食可选鸭肉、鱼肉之类。需要注意的是，人们进补喜欢用人参，若不注意辨证，会招致一些副作用，如阴虚阳热之人服用后或上火口鼻流血、腹部胀满等。一般来说，少量服用西洋参、太子参比较平和，而高丽参、红参容易上火。

### 6 阴虚体质冬季养生

注意保暖，着衣被以不出汗为度。适当延长睡眠时间，以养阴气。多吃水果，少吃辛辣。多吃干粮滋润的食物，例如百合、冬瓜、芝麻、绿豆、鸭肉。

结论：养生要综合养生，养生要个性化养生，养生要科学养生。

## ▌ 痰湿质

人体的津液，没有正常地运化，就会凝聚成痰，变成身体里的废物，蓄留在体内。

**痰湿体质表现自检如下：**

▌ 你感到胸闷胀满吗？

▌ 你感到身体不轻松，或不爽快吗？

▌ 你腹部胀满松软吗？

▌ 你额头油脂分泌多吗？

▌ 你上眼睑比别人肿吗？

▌ 你嘴里有黏黏的感觉吗？

▌ 你平时痰多、咽部老觉得有痰堵着吗？打呼噜吗？

**胖人为啥肚子大呢？**

就是所食入的食物、水分、水谷精微没有运化好，那么谁来运化呢，就是脾胃来运化它，脾胃不好，皮下的脂肪就堆积起来了，腹部的脂肪就堆积了，因而，肥胖和脾胃关联最为密切。形成痰湿的三大原因：

| | |
|---|---|
| **营养过剩** | 促成气虚或痰湿体质。 |
| **脾胃虚弱** | 水谷精微不能及时运化，凝结成痰。 |
| **饮食不当** | 肥甘厚腻或精细加工的食物。 |
| **总体特征** | 痰湿凝聚，以形体肥胖、腹部肥满、口黏苔腻等痰湿表现为主要特征。 |
| **形体特征** | 体形肥胖，腹部肥满松软。 |
| **常见表现** | 面部皮肤油脂较多，多汗且黏，胸闷，痰多，口黏腻或甜，喜食肥甘甜黏，苔腻，脉滑。 |
| **心理特征** | 性格偏温和、稳重，多善于忍耐。 |
| **发病倾向** | 易引起脂肪瘤、结节、增生、湿毒、生癌、易患消渴、中风、胸痹等病。 |
| **对外界环境适应能力** | 对梅雨季节及湿重环境适应能力差。 |

## 痰湿体质怎样精准食养重塑健康？

### 1 健脾利湿、化痰利湿的方法

▎ 有效的方药：生黄芪、苍术、茯苓、橘红、荷叶（重用荷叶量）、冬瓜皮、半夏、木香、槟榔、莪术、香附、枳壳、炙甘草。

▎ 常用两种食物调理，一种是萝卜，萝卜可宽中、下气、化痰、消食、消脂。另一种就是荷叶，《本草纲目》讲荷叶可令人瘦劣，就是荷叶可使人减肥。

▎ 用测脂肪的方法，弄清体内的脂肪是否分布合理，就是用如上的方药健脾利湿，消去多余的脂肪，同时身体里多余的痰湿就会从二便慢慢地排走，使脂肪的分布也得到明显改善，这是治本的方法。

▎ 将掌心搓热，揉腹，可顺时、倒时多次摩腹，时间约20分钟。笔者之一曾接诊一位90岁高龄老人，问起长寿秘方，终生就是揉腹。因而养生也是一件很随意的事情。

▎ 加强运动的方法，使脂肪随着运动消耗掉。

▎ 需要提醒的是，用拉肚子的方法，用节食的方法减肥，减掉的是水分，耗掉的是水分，而不是减掉了脂肪，是误区，损害的是人体阴阳平衡。这也是为什么减肥，又会反弹的根本原因。

### 2 痰湿体质日常生活调理方法

（1）环境起居调摄　远离潮湿；阴雨季避湿邪侵袭；多户外活动；穿透气散湿的棉衣；常晒太阳。

（2）体育锻炼　身重易倦，应长期坚持锻炼，如散步、慢跑、球类、武术、八段锦及舞蹈等。活动量应逐渐增强，让疏松的皮肉逐渐结实致密。

（3）精神调适　易神疲困顿，要多参加各种活动，多听轻松音乐，以动养神。

（4）饮食调理　少食甜黏油腻，少喝酒，勿过饱。多食健脾利湿化痰祛湿的清淡食物，如白萝卜、葱、姜、白果、红小豆等。

（5）药物调养　重点调补肺脾肾。可用温燥化湿之品，如半夏、茯苓、泽泻、瓜蒌、白术、车前子等。若肺失宣降，当宣肺化痰，选二陈汤；若脾不健运，当健脾化痰，选六君子汤或香砂六君子汤；若肾不温化，当选苓桂术甘汤。

**3 痰湿体质日常饮食调理方法**

（1）首选食材　白扁豆、葫芦、雪里蕻、冬瓜、萝卜、金橘、牛肚、墨鱼、鲟鱼、鳗鱼、海藻、海带、白豆蔻、化橘红、葱、姜、芥末、莱菔子、紫苏子、陈皮等。

（2）备选食材　大麦、高粱、玉米、薏米、马铃薯、芋头、黄豆、黑豆、赤小豆、绿豆芽、豌豆、蚕豆、豇豆、南瓜、黄瓜、茄子、胡萝卜、干姜、桔梗等。

（3）慎用食材　少食肥肉及甜、黏、油腻食物。

**4 痰湿体质春季养生**

> ▌养生要点：化痰祛湿，防中风、胸痹等疾病。
> ▌对策：食宜清淡。饮食应以清淡为主，少食肥肉及甜、黏、油腻的食物，如炸糕、驴打滚。可多食海带、冬瓜等。起居忌潮湿，居住环境宜干燥而不宜潮湿，平时多进行户外活动。衣着应透气散湿，经常晒太阳或进行日光浴。在湿冷的气候条件下，应减少户外活动，避免受寒淋雨，不要过于安逸。运动宜渐进，因形体肥胖，易于困倦，故应根据自己的具体情况循序渐进，长期坚持运动锻炼。

**5 痰湿体质夏季养生**

调畅情怀，保持积极心态，多组织一些户外活动。痰湿体质之人多难耐炎热，出汗时应该多注意补充水分，切忌贪凉损伤脾胃。可以多食时令瓜果，饮食宜清淡，注意早晚切莫感寒，多做些适当的室内运动，多饮水，多出汗，避免烈日暴晒，伤津耗气。

夏天一定要尽量少用空调，多出汗。夏秋之交湿气较重，痰湿体质之人容易滋生胃肠道疾病，所以饮食务必要洁净有规律，不食过夜饭菜，忌生冷油腻，可采取药膳或粥以调补脾胃。

### 6 痰湿体质秋季养生

痰湿体质的人平时需要多食用一些祛痰化湿的食物。日常可以喝陈皮普洱茶，普洱对于消食化痰和降血脂都有很好的作用，而陈皮可以健脾胃，理气化痰，这两者相配合是非常适合痰湿体质的人饮用的。

### 7 痰湿体质冬季养生

应多吃清淡类食物，不要吃夜宵。多加强运动，强健身体机能，健康脾胃功能，不宜在潮湿的环境里久留，在阴雨季节要注意避免湿邪的侵袭。

嗜睡者应逐渐减少睡眠时间，多进行户外活动，让日光使得身体机能活跃起来。洗澡应洗热水澡，适当出汗为宜，穿衣尽量保持宽松，面料以棉、麻、丝等透气散湿的天然纤维为主，这样有利于汗液蒸发，祛除体内湿气。注意保暖，湿遇温则行，遇寒则凝。寒凉的天气不利水湿在体内运化，常伤及脾胃，因此痰湿体质在寒凉的天气症状较为明显。

痰湿体质者身重容易疲倦，喜食肥甘厚味的食物，并且食量大。食疗上首重戒除肥甘厚味，戒酒，且最忌暴饮暴食和进食速度过快。应常吃味淡性温平的食物，多吃些蔬菜、水果。宜食温补脾胃、化痰化湿、健脾利湿、化瘀祛痰的食物，不宜食肥甘油腻、酸涩的食物及寒凉酸味的水果，并且忌过饱食。

🍲 荷叶粥参考食疗方

材　　料　干荷叶30克，粳米60克。

做　　法　干荷叶揉碎，与粳米同放锅中，共熬成粥。具有祛湿降浊的功
　　　　　效，适合痰湿体质者食用。

🍲 冬瓜海带薏米排骨汤参考食疗方

材　　料　冬瓜1000克，海带100克，薏米30克，猪排骨少量，生姜2～3片。

做　　法　冬瓜连皮洗净，切成块状；薏米、海带洗净，稍浸泡；猪排骨洗净
　　　　　斩为块状；然后与生姜一起放进瓦煲内，加入清水3000毫升（约
　　　　　12碗水量），先用武火煲沸后，改为文火煲约3小时，加入适量食
　　　　　盐和少许生油便可。具有健脾祛湿、化痰消浊的功效，适合痰湿体
　　　　　质腹部肥满的老年人食用。

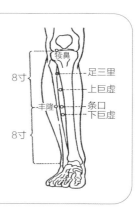

穴位保健：足三里穴、丰隆穴，可采用指揉法，每
　　　　　穴按揉2～3分钟。每天操作1～2次。

足三里穴：位置见气虚质。

丰　隆　穴：位于小腿前外侧，当外踝尖上8寸，条
　　　　　口外，距胫骨前缘二横指处。

## 湿热质

　　满脸长痤疮，口腔溃疡，阴部溃疡，从整个体质上看，就是一个湿热
内盛、内蕴的状态，也是气机受阻、上下腹气不通、表里不通的状态。

**湿热体质表现自检如下：**

- 你的鼻部油腻或油光发亮吗？
- 你易生痤疮或疥疮吗？
- 你经常感到口苦，或嘴里有异味吗？
- 你皮肤有瘙痒吗？
- 你大便黏滞有解不尽的问题吗？
- 你平时尿道有发热感、尿色浓吗？

湿热的人脸上长痘，皮肤瘙痒，口舌生疮，大便不爽，究竟是什么原因导致湿热体质呢？

- 常吃辛辣、烧烤的食物，蓄积体内，没有及时排除。
- 久居湿地，黄帝内经讲"湿热久痤"。
- 久居空调，排汗受阻，把该排出的汗给憋回去啦！
- 自然环境：湿、寒、热等六淫分布在四季当中，长期生活在湿热的环境中，也很容易变成湿热的体质。
- 情绪压抑：长期的压抑、忧愁，容易造成人体气机郁滞，气滞日久会化火，还会引起津液代谢障碍，日久形成湿热体质。
- 饮酒过量：喝酒的过程就是一个湿热的过程，酒是熟谷之物，多喝容易产生湿热，久之就会形成湿，再由湿转化为热，再由热转化为火毒。

| | |
|---|---|
| **总体特征** | 湿热内蕴，以面垢油光、口苦、苔黄腻等湿热表现为主要特征。 |
| **形体特征** | 形体中等或偏瘦。 |
| **常见表现** | 面垢油光，易生痤疮，口苦口干，身重困倦，大便黏滞不畅或燥结，小便短黄，男性易阴囊潮湿，女性易带下增多，舌质偏红，苔黄腻，脉滑数。 |
| **心理特征** | 容易心烦急躁。 |

| 发病倾向 | 易患疮疖、黄疸、热淋等病，以及火热、脂溢性皮炎、痛风、胆囊炎、胆结石等病证。 |
| --- | --- |
| 对外界环境适应能力 | 对夏末秋初湿热气候，湿重或气温偏高环境较难适应。 |

**1　湿热体质日常生活调理方法**

（1）环境起居调摄　避暑湿，环境宜干燥通风，不宜熬夜过劳，长夏应避湿热侵袭。

（2）体育锻炼　适合高强度大运动量锻炼，如中长跑、游泳、爬山、球类等，以湿祛散热。夏季应凉爽时锻炼。

（3）精神调适　多参加开朗轻松的活动，放松身心。

（4）饮食调理　多吃番茄、草莓、黄瓜、绿豆、芹菜、薏米、苦瓜等，饮石竹茶。忌辛温滋腻，少喝酒，少吃海鲜。

（5）药物调养　可用甘淡苦寒清热利湿之品，如黄芩、黄连、龙胆草、虎杖、栀子等。方药可选龙胆泻肝汤、茵陈蒿汤等。

**2　湿热体质日常饮食调理方法**

（1）首选食材　绿豆、白扁豆、豆腐、绿豆芽、冬瓜、丝瓜、黄瓜、菜瓜、苦瓜、大白菜、小白菜、苋菜、芹菜、空心菜、莼菜、芦笋、茭白、荸荠、藕、香蕉、香瓜、西瓜、蒲公英等甘寒、甘平的食物。

（2）备选食材　大麦、荞麦、玉米、薏米、马铃薯、黄豆、黑豆、赤小豆、豇豆、蚕豆、葫芦、茄子、萝卜、胡萝卜、圆白菜、黄花菜、莴苣、木耳菜、鱼腥草、薄荷等。

（3）慎用食材　少食辛温助热和过于滋腻的食物。

### 3 湿热体质春季养生

春季，应多拉伸关节和筋骨，多做侧部伸展运动。在春天这个季节里，寒气始退，阳气升发，人们享受温暖的春风和天气渐渐变暖的欣喜，人的精神情绪也随之高涨。这时要做好防风、防湿工作，并做好养肝、养生工作，为一年的健康打下基础，这样能有效地避免湿热。

饮食上要注意食用除湿的食物，比如适当吃些红豆、薏米、扁豆杂粮粥等。此外，生湿的食物不要吃，还有一些水果，如波罗蜜、榴莲、芒果等都属于助湿生热之物，最好不吃。

### 4 湿热体质夏季养生

> **养生要点：注意清热利湿。**
>
> **对策：** 食忌辛温滋腻的食物。饮食以清淡为主，可多食赤小豆、绿豆、芹菜、黄瓜、藕等甘寒、甘平的食物。少食羊肉、韭菜、生姜、辣椒、胡椒、花椒等甘温滋腻及火锅、烹炸、烧烤等辛温助热的食物。起居避暑湿，居住环境宜干燥，通风。不要熬夜、过于劳累。盛夏暑湿较重，减少户外活动时间。运动宜增强，适合做大强度、大运动量的锻炼。

### 5 湿热体质秋季养生

湿热体质多吃冬瓜、芹菜。冬瓜、芹菜有清热利水、消肿解毒、生津除烦等功效，适用于暑热烦渴、水肿、小便不利、消渴引饮以及水气浮肿喘满等病症。除通过饮食调理外，不宜暴饮暴食、酗酒，少吃肥腻食物、甜味品，以保持良好的消化功能；多吃蔬菜尤其是有苦味的蔬菜。生活要有规律，劳逸结合。注意调理情致，防治有口苦、大便干燥、火气大、易烦躁、易脸红、小便黄赤等问题发生。

不能熬夜，烟、酒不能碰，不能吃辣，少吃稀饭、汤面等会膨胀的食物，尽量不喝冷饮，要进行忌口。适度饮水，避免水湿内停或湿从外入。应早睡早起,室内经常通风换气,能不用空调尽量不用,养成按时大便的习惯。早起出来活动到出汗为止,出汗可帮助排湿,但也不要大汗淋漓以免伤气。

**6** **湿热体质冬季养生**

少吃甜食,不嗜酒,少吃辛辣、油腻。辛辣食物会加重湿热体质。

**🍲 绿豆薏米粥参考食疗方**

材 料 生薏米40克,绿豆40克。

做 法 浸泡一夜,放入锅内,加适量水,用文火炖至熟,焖数分钟即可。具有清热、利湿、解毒的功效,适合湿热体质、易长疮疖者食用。

**🍲 老黄瓜赤小豆煲猪肉汤参考食疗方**

材 料 老黄瓜1000克,赤小豆80克,猪瘦肉少量,陈皮10克,生姜1~2片。

做 法 赤小豆、陈皮洗净,陈皮刮去瓤,并一起浸泡;老黄瓜洗净,连皮切为厚块状;猪肉洗净,不用刀切。先放陈皮于瓦煲内,加入清水3000毫升(约12碗水量),武火煲沸后再加入老黄瓜、猪肉、生姜,煮沸后改为文火煲约2.5小时,调入适量食盐和生油即可。具有清热利湿、理气和中的功效,适合湿热体质者食用。

---

穴位保健:支沟穴、阴陵泉穴,可采用指揉或拍打的方法,每穴操作2~3分钟,每天1~2次。阴陵泉还可以选择刮痧。

支 沟 穴：位于前臂背侧，当阳池与肘尖的连线上，腕背横纹上3寸，尺骨与桡骨之间。

阴陵泉穴：位于小腿内侧，当胫骨内侧踝后下凹陷处。

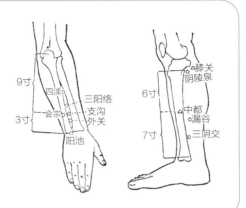

## 气郁质

什么是气郁体质呢？就是身体里的气，郁积到脏腑器官，也就是郁住了的状态。气郁体质的典型症状是过于担心，放不下，放不开，爱生闷气，焦虑不安，多凝多虑，多愁善感。

**气郁体质其表现自检如下：**

▌ 你常常感到闷闷不乐，情绪低沉吗？

▌ 你容易情绪紧张或焦虑不安吗？

▌ 你多愁善感，情感脆弱吗？

▌ 你容易感到害怕或受到惊吓吗？

▌ 你的肋部或乳房胀痛吗？

▌ 你无缘无故总爱叹气吗？

▌ 你的咽部有异物感吗？或吐之不出，咽之不下的感觉吗？

通常说的气郁，郁闷，甚至是抑郁症是一回事吗？首先一般一过而去的那种气郁、郁闷，它不是抑郁症，它们之间的定义是不一样的，抑郁症是个病理，气郁是一种状态。气郁体质是抑郁症的高发人群，所以一定要把气郁体质调过来。例如：

■ 民间常说的"梅核气"就是咽部像"梅核"卡在里边，咽不下，咳不出；有时如棉花球卡在喉部。肝气不舒，堵在喉咙就是"梅核气"，两肋胀痛，胃痛，完全是一种气郁上攻的状态。

■ 抑郁症，是一种一筹莫展，多疑多虑，总是跟自己过不去，有时暗自落泪，有时自己无故地悲伤，莫名其妙的一些情况出现。

■ 乳腺炎、增生、更严重者"乳腺纤维瘤"，均是"忧郁伤肝、思虑伤脾、积虑在心、所愿不得者，致经络痞涩、聚结成核"。

■ 经前期的紧张综合征，如痛经、紧张、出汗、爱发脾气。是气郁、气滞造成的，月经来时要畅通，通了就不疼，一旦气滞就疼，气郁气滞得越重，小腹就疼得越厉害。

气郁体质的人容易造成生理变化，气郁体质的人是如何形成的呢？哪些人容易得上这个气郁呢？

■ 爱将事纠结在一起，联想很多，坐地画牢。
■ 爱唠叨的人，生活无序。
■ 别看有的人表面很强悍，可是他心灵很脆弱。
■ 气郁的人对小事忧心忡忡。

中医把气郁跟肝联系在一起，金木水火土，肝属木，木要调达，调达就是舒畅伸展，自然生发，向上的那种状态。那么肝火太旺，肝气不舒，导致气郁，肝失疏泄，排解就异常，如果不能排解，那肝气就郁积了，这就是造成气郁体质的原因。

| 总体特征 | 气机郁滞，以神情抑郁、忧虑脆弱等气郁表现为主要特征。 |
| --- | --- |
| 形体特征 | 形体瘦者为多。 |

| | |
|---|---|
| **常见表现** | 神情抑郁，情感脆弱，烦闷不乐，舌淡红，苔薄白，脉弦。 |
| **心理特征** | 性格内向不稳定、敏感多虑。 |
| **发病倾向** | 易患脏躁、梅核气、百合病及郁症等。 |
| **对外界环境适应能力** | 对精神刺激适应能力较差；不适应阴雨天气。 |

**气郁体质调理方法——疏肝解郁：**

- 如果心情不好，每天吃30克左右的黄花菜，也可煲汤喝，黄花菜古人称它为"萱草"，说到它的功能"萱草令人忘忧"，临床效果很好。

- 每日坚持喝茶，茶可帮你疏肝解郁，以青茶为好。这里特别推荐女同胞用玫瑰花泡水喝，仔细地观看玻璃杯中这样那样的各种奇观，然后闻一闻它的气味，慢慢地品尝，疏肝解郁就在其中了。

- 笑穴，即四开穴。具体的讲，双手的大拇指和食指的合谷处，气郁的时候用大拇指按摩可见效。这样既舒了肝气，又不伤肝血，使肝气和肝血得到一个很好的协调。

- 中成药"逍遥丸"，药物有：当归、柴胡、茯苓、白术、薄荷、白芍、甘草、生姜。

- 情志调节，气郁的人要学会，把复杂的事情简单化，思维方式要积极向上，生活方式要良好规律，关键是要和惰性做一生的斗争。

- 气郁的人要学会选择，应该说选择是个态度，选择是一个状态，那就是选择生活中快乐的部分，不要选择忧愁的部分。

  **所以**，养生要养性，把自己的性情调整到一个和谐的状态，使自我的身心都通达起来。养性要养神，神不能浮躁，更不能憋。养神要养心，通过对长寿老人的长期观察，就是"动脑动体不动心"。最后还是取决于自身，经常处在一个良好的状态。

**1　气郁体质日常生活调理**

（1）环境起居调摄　室内常通风，装修宜明快亮丽。阴雨天调节好情绪。

（2）体育锻炼　宜动不宜静，多跑步、爬山、武术、游泳等以流通气血。着意锻炼呼吸吐纳功法，以开导瘀滞。

（3）精神调适　"喜胜忧"，要主动寻快乐，常看喜剧和励志剧、听相声，勿看悲苦剧。多听轻松开朗音乐，多社交活动以开朗豁达。

（4）饮食调理　少饮酒以活动血脉提情绪。多食行气食物，如佛手、橙子、柑皮、荞麦、韭菜、茴香菜、大蒜、高粱、刀豆等。

（5）药物调养　常用香附、乌药、川楝子、小茴香、青皮、郁金等疏肝理气解郁的药为主组成方剂，如越鞠丸等。若气郁引起血瘀，当配伍活血化瘀药。

**2　气郁体质日常饮食调理**

（1）首选食材　茼蒿、萝卜、柑、橘、金橘、山楂、海带、海藻、葱、蒜、莱菔子等。

（2）备选食材　粳米、大麦、荞麦、高粱、小米、玉米、黄豆、豌豆、刀豆、紫苏、薄荷、藿香、青皮、橘皮、鸡内金、酸枣仁、淡豆豉等。

（3）慎用食材　气郁体质者应少食收敛酸涩之物，如乌梅、泡菜、石榴、青梅、杨梅、草莓、阳桃、酸枣、李子、柠檬等，这些食物阻滞气机，气滞则血凝。气郁体质者也不可多食冰冷食品。再有，还应避免食用腐烂变质的食物，以保持良好的消化、吸收功能，利于肝气生发。

### 3 气郁体质春季养生

春季养生应该注意保护肝脏，顺应阳气的生发，因为中医五行学说认为肝主疏泄，喜调达而恶抑郁，在志为怒。所以气郁体质之人在春季应避免情绪上的愤怒，尽量做到积极乐观、心胸广阔和心情舒畅。

### 4 气郁体质夏季养生

▎**养生要点：** 防抑郁症、神经官能症、乳腺增生等疾病。

▎**对策：** 食宜宽胸理气，多食黄花菜、海带、山楂、玫瑰花等具有行气、解郁、消食、醒神的食物。起居宜动不宜静，气郁体质的人不要总待在家里，应尽量增加户外活动，居住环境应安静，防止嘈杂的环境影响心情。睡前避免饮茶、咖啡和可可等具有提神醒脑作用的饮料。宜参加群体运动，多参加群众性的体育运动项目，如打球、跳舞、下棋等，以便更多地融入社会。

### 5 气郁体质秋季养生

应适当运动，增加户外活动和社会交往，以放松身心，保持心情舒畅，和畅气血，减少怫郁。可登高望远，利于舒畅情怀。

### 6 气郁体质冬季养生

宜吃补肝血的食物，如海带、萝卜、金橘、山楂、葱、蒜等。

**失眠症食疗药膳：金瓜百合甜点**

材　　料　百合50克，金瓜250克，白糖10克，蜂蜜15克。

做　　法　①金瓜洗净，先切成两半，然后用刀在瓜面切成锯齿形状的刀纹。

②百合洗净，逐片削去黄尖，用白糖拌匀，放入勺状的金瓜中，放入锅中，煮开后转小火，约蒸煮8分钟即可。

③熟后取出，淋上备好的蜜汁即可。

🫕 **抑郁症食疗药膳：当归郁金猪蹄汤**

材　　料　当归10克，郁金15克，猪蹄250克，红枣5颗，生姜15克，盐适量。

做　　法　①将猪蹄刮下毛，处理干净后洗净，在沸水中煮两分钟，捞出，
　　　　　　过冷水后斩块备用。

　　　　　②当归、郁金、生姜洗净，将生姜拍裂。将除盐外的全部材料放入
　　　　　　锅内，加清水没过所有材料，大火烧沸后转成小火煮2～3小时。

　　　　　③待猪蹄熟烂后加入适量盐调味即可。

🫕 **三花茶参考食疗方**

材　　料　茉莉花、菊花、玫瑰花各3克。

做　　法　沸水冲泡，代茶饮。具有行气解郁功效，适合气郁体质者饮用。

🫕 **黄花菜瘦肉汤参考食疗方**

材　　料　鲜黄花菜60克（干品20克），猪瘦肉500克（切块），生姜3片，
　　　　　适量油盐。

做　　法　黄花菜需要先用开水焯一下，放少许油略炒，然后将黄花菜和瘦肉
　　　　　一起放进瓦煲内，加入清水2500毫升，武火煲沸后改文火煲3小时，
　　　　　调入适量盐、油便可。具有疏肝解郁功效，适合气郁体质者食用。

穴位保健：合谷穴、太冲穴，可采用按揉的方法。每穴操作每穴2～3
　　　　　分钟，每天1～2次。

合谷穴：位于手背，第
1、2掌骨间，当
第2掌骨桡侧的
中点处。

太冲穴：位于足背侧，当
第1跖骨间隙的
后方凹陷处。

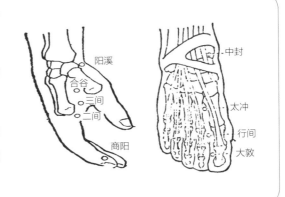

## 气虚质

什么是气？气是力量，是能量，气是人体的活力。能消化是胃气在起作用，能呼吸是肺气在起作用，你的心脏能波动是心气在起作用。气是怎么来的，一种是呼吸之气，就是天地之气；第二种是水谷之气，是指转化为营养物质之气。

**气虚的表现自检如下：**

▌你容易疲乏吗？

▌你容易气短心慌吗？

▌你容易头晕或站起时眩晕吗？

▌你比别人容易感冒吗？

▌你喜欢安静懒得说话吗？

▌你说话声音低弱无力吗？

▌你活动量稍大就容易出汗吗？

## 是什么原因导致气虚受损呢？

▌ 劳则气耗。

▌ 疾病导致气虚、疲乏；久病气亏，久病必虚这是规律。

▌ 脾胃运化功能不好，长期的损耗，气虚上不来，体能的源头能量供给不足。

▌ 不适合自身体质的乱减肥，或追求"骨感美女"过度的减肥，造成水谷之气不足。

| | |
|---|---|
| **总体特征** | 元气不足，以疲乏、气短、自汗等气虚表现为主要特征。 |
| **形体特征** | 肌肉松软不实。 |
| **常见表现** | 平素语音低弱，气短懒言，容易疲乏，精神不振，易出汗，舌淡红，舌边有齿痕，脉弱。 |
| **心理特征** | 性格内向，不喜冒险。 |
| **发病倾向** | 易患感冒、内脏下垂等病；病后康复缓慢。 |
| **对外界环境适应能力** | 不耐受风、寒、暑、湿邪。 |

## 气虚体质解决的指导原则是补中益气：

▌ 常用大枣、山药煮粥喝。临床常用山药健脾益气，铁棍山药健脾益气更强，滋润的作用也大，大枣有温热的作用。

▌ 药方：用金元名医李东恒补中益气方，其药物有：党参、生黄芪、白术、陈皮、柴胡、升麻、当归、炙甘草。

▌ 情志调节，心里的暗示很重要，往往有气无力的症状，就是自信低落的状态，要调节到充满信念的，有生发的作用。从内到外的没劲，老是软塌塌的，这时必须要有一个支撑点，要有一个目标的追求，要把自己提升起来，用一个好的方法来改善你的体质，就是"精气神"。

▌ 穴位疗法，就是和脾胃有关的穴位"足三里"，有句话要记住"要得安，三里常不干"，意思是经常按摩足三里这个穴位，对体力、胃的运化，都起很大作用。

**1** **气虚体质日常生活调理**

（1）环境起居调摄　热则耗气，夏当避暑；冬当避寒，以防感冒；避免过劳伤正气。

（2）体育锻炼　起居宜柔缓，不宜剧烈运动以防耗气，应散步、慢跑、打太极和五禽戏等。

（3）精神调适　气虚之人多神疲乏力、四肢酸懒，应清净养藏，祛除杂念，不躁动，少思虑。

（4）饮食调理　常食益气健脾食物，如粳米、糯米、小米、大麦、山药、土豆、大枣、香菇、鸡肉、鹅肉、兔肉、鹌鹑、牛肉、青鱼、鲢鱼；少吃耗气的食物，如生萝卜、空心菜等。

（5）药物调养　可用甘温补气之品，如人参、山药、黄芪等。脾气虚，宜选四君子汤，或参苓白术散；肺气虚，宜选补肺汤；肾气虚，多服肾气丸。

**2** **气虚体质日常饮食调理**

（1）首选食材　山药、猴头菇、莲子、黄豆、白扁豆、香菇、鸡肉、牛肚、猪肚、鹅蛋、鹌鹑蛋、蜂蜜、鳜鱼、大枣、桂圆、益智仁等。

（2）备选食材　高粱、玉米、大麦、粳米、糯米、小米、薏米、红薯、马铃薯、白术、白芍、西洋参、苍术、刺五加、黄芪、黄精、银杏叶、绞股蓝、蛤蜊、茯苓、浮小麦、沙苑子、鸡内金等。

（3）慎用食材　少食具有破气、耗气作用的食物，如槟榔、空心菜、生萝卜、山楂、胡椒等。要忌寒忌湿，禁食油腻厚味食物及发物。另外，气虚者感冒时，不宜进补或吃补药。

### 3 气虚体质春季养生

春天是万物生长的季节，所以这个时候环境中的阳气也生发的，具体的表现为气血外发皮肤变好。这个时候想要促进身体健康做好养生工作，那么一定不能够抑制体内阳气的生发。所以，春季无论是气虚体质人群还是一般人群，保护阳气是最重要的养生工作。

首先需要养成良好的生活作息习惯，例如早睡早起、不熬夜等。除此之外，还应该科学地进行运动锻炼，少吃生冷、寒凉的食物，这样能够有效地减少影响阳气生发的因素。另外，春天是韭菜最好的时节，很多人喜欢在这个时候服用一些韭菜，建议一定要适量，同时抽烟喝酒也需要进行一定的控制。

气虚患者在春季的时候也要注意保暖工作，虽然气温在逐渐地上升，但是春季多风，所以阳气虚体质患者一定不能够大量减少衣服，或者受风。另外，春季也是各种流行性感冒及麻疹等疾病的高发季节，这个时候一定要做好疾病的防护工作，避免生病。如果生病了，那么也要立即到医院接受科学治疗，否则很难痊愈。

### 4 气虚体质夏季养生

> ▌ **养生要点：** 益气健脾，注意胃下垂疾病。
>
> ▌ **对策：** 平时多食用益气健脾的食物，如黄豆、白扁豆、鸡肉、香菇、大枣、桂圆、蜂蜜等。少食具有耗气作用的食物，如空心菜、生萝卜等。起居宜有规律，夏季午间适当休息，夜间保持充足睡眠。注意保暖，避免劳动或激烈运动时出汗受风。不要过于劳作，以免损伤正气。运动宜柔缓，不宜剧烈。

### 5 气虚体质秋季养生

秋季的时候，气虚体质患者应该会感觉到更加舒服。但是，想要更好地保养身体，在这个时候一定要注意休息，饮食方面多吃一些清淡的食物，如各种粥类就是很好的选择。这样不仅能够很好地调养脾胃，同时也能够更好地改善体质。

夏秋之交的时候气候中湿气比较大，这个时候脾胃容易受到外邪的入侵，所以在饮食方面一定要注意安全，避免患有肠炎或者是痢疾的情况出现，这些疾病都会伤害元气。

另外，秋季气候干燥，这令身体中的肺部受到的压力比较大，所以气虚体质患者一定要及时地保养肺部。可以适当多吃一些水果、蔬菜，多喝水，同时坚持户外锻炼，保持一个乐观的心情，而且还应该坚持早睡早起的好习惯。

**6 气虚体质冬季养生**

冬季气候严寒，身体中的各种气孔都是禁闭的，所以要注意闭藏工作。气虚体质患者应该少吃一些辛辣的食物，建议最好能够每天喝粥，这样能更好地养护脾胃。除此之外，平时还应该减少出汗，户外运动也需要节制，避免受寒感冒。在这个季节很多气虚体质的患者容易感觉到身体疲倦和困乏，所以可以适当早睡，延长睡觉时间。不过，千万不能够一吃完饭就睡觉。

**加味桃仁粥参考食疗方**

材　　料　核桃仁10枚，生地黄10克，桂心10克，粳米100克，生姜5克。

做　　法　将核桃仁去皮、尖，桂心研成末。用地黄、核桃仁、生姜，以适量黄酒绞取汁。先用水煮粳米做粥，沸后下核桃仁等汁，继续煮至熟，再调入桂心末，即可。

穴位保健：支沟穴、阴陵泉穴，可采用指揉或拍打的方法，每穴操作2~3分钟，每天1~2次。阴陵泉还可以选择刮痧。

支 沟 穴：位于前臂背侧，当阳池与肘尖的连线上，腕背横纹上3寸，尺骨与桡骨之间。

阴陵泉穴：位于小腿内侧，当胫骨内侧踝后下凹陷处。

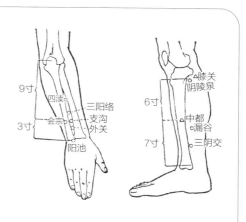

## 血瘀质

**血瘀体质的显著特征：**

- 长斑、面色灰暗，就像乌云一样，把美丽的面容给罩住，所以非常痛苦。
- 难以入睡，入睡后易醒，长期的失眠，情绪很坏。
- 血瘀，就是离经之血。血一定要在经络和脉络里循环，血如不在脉络里，就是离经之血，瘀出来的血，就称之为血瘀。
- 气滞血瘀，气的运行不好，血的流动也不好，气行则血行，气滞则血滞，气瘀则血瘀。

**血瘀体质表现自检如下：**

▍ 你的皮肤会不知不觉出现瘀青吗？
▍ 你的两颧部有细微红血丝吗？
▍ 你的身体有哪些疼痛吗？
▍ 你的面色灰暗或容易出现褐斑吗？
▍ 你容易有黑眼圈吗？
▍ 你容易忘事吗？
▍ 你的口唇颜色偏暗吗？

**为什么会出现瘀血呢？**

　　为什么有些人丢三落四，容易忘事？医圣张仲景伤寒论里讲"其人善忘者，必有久瘀血"，这是在1800多年前汉朝的书里写的这段话。可见，瘀血是造成忘事的根本原因。

　　为什么血淤体质的人容易忘事？因为人的精神，它也是需要血来供养，如果血液供不够，就会导致记忆力下降。脑子最需要血液，如冠心病是明显的血管堵塞；中风，然后肿瘤这一类的病，都是血瘀的表现。再如肿瘤是有形可摸的，也是血瘀的表现，所以只要知道有淤血这种病，都必须要用活血化瘀的药。

| | |
|---|---|
| **总体特征** | 血行不畅，以肤色晦暗、舌质紫黯等血瘀表现为主要特征。 |
| **形体特征** | 胖瘦均见。 |
| **常见表现** | 肤色晦暗，色素沉着，容易出现瘀斑，口唇黯淡，舌黯或有瘀点，舌下络脉紫黯或增粗，脉涩。 |
| **心理特征** | 易烦，健忘。 |
| **发病倾向** | 易患症瘕及痛证、血证等。 |
| **对外界环境适应能力** | 不耐受寒邪。 |

**1　血瘀体质春季养生**

春季调养应借天时之利，调畅积极，所做室外运动，感受自然界勃勃生机，常极目远眺，深呼深吸，舒展筋骨，扩胸摩腹；可早睡早起，晨起锻炼，重在"练气"。春季宜沐浴，但应注意保暖，切勿顿去衣被，以免感寒加重血瘀；饮食可用辛辣宣发的食品，但不宜太过以免伤津耗气，多饮温水，可适时服用行气活血的中药。

**2　血瘀体质夏季养生**

夏季血瘀体质之人应借气候炎热之天时，温散气血之瘀滞，早晚多做户外运动，但应避免正午阳光暴晒，宜多出汗，及时补充水液；切莫贪图冷饮、生鲜、酸收之品以免加重血瘀倾向；早睡早起，夜间防止当风感寒，不宜直接卧于凉席或坐冰冷台阶之上。

**3　血瘀体质秋季养生**

秋季干燥寒凉，血瘀体质者适宜进补温散活血的食物，也可适当服用辛辣之品，但应避免太过，恐温燥伤津；也可进补健脾益气、温润滋阴之品，以应秋时凉燥的气候特点，改善皮肤毛发干燥的状态；适宜户外锻炼，但应注意适时增减衣物，锻炼时应有人陪同，遇有不适应及时寻求帮助；加强人际交流，避免独自郁郁寡欢。

**4　血瘀体质冬季养生**

冬季血瘀体质之人应当防止受寒，居室向阳为佳，温度适宜偏暖，衣着密实，多做室内运动，可常用热水沐浴周身，增进气血运行，天气晴好时可于户外接受阳光照射，呼吸新鲜空气；早睡晚起，宜常用温补的食物，可适当饮热酒、老酒，忌食生冷、反季水果和酸涩食品，以免感寒收涩，加重瘀血倾向。

### 🍲 黑豆川芎粥参考食疗方

材　　料　川芎10克，黑豆25克，粳米50克。

做　　法　川芎用纱布包裹，和黑豆、粳米一起水煎煮熟，加适量红糖，分次温服。具有活血祛瘀功效，适合血瘀体质者食用。

### 🍲 红花三七蒸老母鸡参考食疗方

材　　料　老母鸡1只（约1000克），三七10克，红花15克，陈皮10克。

做　　法　将老母鸡宰杀，剖腹去内脏，洗净后，放入三七、红花、陈皮，文火蒸熟，至肉烂，加葱、盐、姜调味，分餐食之。具有活血行气功效，适合血瘀体质患有胸痹、痛证者食用。

---

穴位保健：期门穴、血海穴，可采用指揉法。每个穴位操作2～3分钟，每天操作1～2次。

期 门 穴：位于胸部，当乳头直下，第6肋间隙，前正中线旁开4寸。

血 海 穴：屈膝，在大腿内侧，髌底内侧端上2寸，当股四头肌内侧头的隆起处。

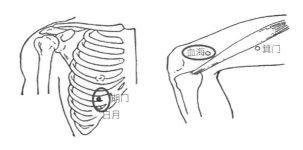

## ▍特禀质

特禀体质里面包括的东西很多，现在我们讲的是过敏体质，以过敏体质为主线的这样一种体质类型的病。先天的、后天的因素，造成有这种特别敏感的反应，称作特禀体质。

**特禀体质的表现自检如下：**

- ▍你没有感冒也会打喷嚏吗？
- ▍你没有感冒也会鼻塞、流鼻涕吗？
- ▍你有因季节变化，异味等原因的咳喘吗？
- ▍你容易对药物、食物、花粉过敏吗？
- ▍你的皮肤容易起荨麻疹吗？
- ▍你的皮肤因为过敏出现过紫癜吗？
- ▍你的皮肤一抓就红，并出现抓痕吗？这划痕，就叫划痕试验阳性。

过敏与体质有何关系呢？

过敏是与致敏原有关系的，所以有了致敏原，才能作用于你的体质，你如果不是过敏体质，就是有了致敏原，你也会安然无恙。

过敏是由于你是过敏体质，而致敏原只是一个诱发因素。中医可把它总结成一个卫表不固，血热生风。卫表不固就是你这个体表的卫表不固了，抵挡风寒的能力差了。血热生风就是说你血热了，一般过敏的体质人都是脏腑有热，热要散发是本能；风是什么，风就是忽来忽去的，并不是持续的状态，来形容风变化迅速的意思。

| 总体特征 | 先天失常，以生理缺陷、过敏反应等为主要特征。 |
| --- | --- |
| 形体特征 | 过敏体质者一般无特殊体征。 |

| 常见表现 | 过敏体质者常见哮喘、风团、咽痒、鼻塞、喷嚏等；患遗传性疾病者有垂直遗传、先天性、家族性特征；患胎传性疾病者具有母体影响胎儿个体生长发育及相关疾病特征。 |
| --- | --- |
| 心理特征 | 随禀质不同情况各异。 |
| 发病倾向 | 过敏体质者易患哮喘、荨麻疹、花粉症及药物过敏等；遗传性疾病如血友病、先天愚型等；胎传性疾病如五迟（立迟、行迟、发迟、齿迟和语迟）、五软（头软、项软、手足软、肌肉软、口软）、解颅、胎惊等。 |
| 对外界环境适应能力 | 适应能力差，如过敏体质者对易致过敏季节适应能力差，易引发宿疾。 |

需要提醒的是，现实中每个人的体质并非属于单一类型，而常常是复合型。

## 1 特禀体质调理方法

怎么解决特禀体质呢？

（1）何首乌  过敏体质的人可多吃何首乌，将何首乌制成粉，调成藕粉一样，可食饮。何首乌是养血的，它为什么能乌发呢，就是养血，血足了头发就生出来。

（2）灵芝  它能调节人体的免疫力，过敏体质的人都有一个共同的问题，就是免疫功能低下，灵芝是一个仙草，白娘子为什么盗仙草，肯定是蕴含着深刻的道理。灵芝本身有养血的作用，也有平衡的作用。灵芝煲汤，每次不要量太大，一般3～6克就很好了。

（3）玉屏风散方  此方是很好的固表药方，其药物有：黄芪、白术、防风。就玉屏二字来讲，屏风应是一个珍贵的屏风，所以叫"玉屏风"。玉屏风散里的黄芪，是补气、固表的；白术是健脾的，因为脾胃之气固了，卫表之气就有了一个生化之源；防风是祛风的、散风的，是风中之要药。此方虽然简单，但能解决大问题。特禀体质情况更复杂，要根据相关体质特征予以调养。

很多人可能都是复合体质，所以上述方法仅供参考，尤其是药物调养的内容，要谨遵医嘱。

**2　特禀体质日常饮食调理**

（1）首选食材　南瓜、菠菜、芹菜、香菜、香菇、木耳、枣、葡萄、桑葚、桂圆、荔枝、黑芝麻、核桃仁、乌骨鸡、猪皮、兔肉、鸡蛋、鸭蛋等。

（2）备选食材　粳米、小米、糯米、玉米、大麦、高粱、红薯、马铃薯、芋头、薏米、山药、黑豆、绿豆、绿豆芽、黄豆、黄豆芽、豌豆、豇豆、桑叶、蛤蜊、蛤蚧、荷叶、芡实、益智仁、莲子等。

（3）慎用食材　荞麦、蚕豆、鹅肉，以及辛辣、腥膻、致敏的食物。

**3　特禀体质春季养生**

春季气候多风，万物复苏，柳絮、花粉随风飞散，对此过敏者往往防不胜防，因此出门应注意戴好口罩、纱巾，减少接触。风邪常易裹挟湿气、温燥、疫疠之气，故过敏体质多在春季汗出当风、肌表皮肤在户外暴露之时发生过敏反应，故应防止受风，尽量避免在户外活动；应当忌食辛辣、腥膻发物，多食健脾益气的食物以增强免疫力和适应能力。

**4　特禀体质夏季养生**

▎养生要点：防哮喘、皮肤疾病。

▎对策：食宜益气固表。饮食宜清淡、多食益气固表的食物，少食荞麦（含致敏蛋白）、蚕豆、白扁豆、牛肉、鹅肉、鲤鱼、虾、蟹、茄子、酒、辣椒、浓茶、咖啡等辛辣之品、腥膻发物及含致敏物质的食物。

**5** **特禀体质秋季养生**

秋季气候转凉，易产生过敏性哮喘、过敏性鼻炎等症状，过敏体质者应注意及时增添衣物，避免在清晨及夜晚在户外活动。秋季可以适时进补，以健脾益气或滋阴润燥的食物为主，以利冬季的闭藏；可以开始适当延长睡眠时间，或打打太极、练练气功，更应减少户外活动，早睡晚起，防止感寒。衣着应密实，但应透气防止汗出着风，居所宜朝阳，室内温度恒定为宜。饮食宜温补健脾，增强自身免疫力。

**6** **特禀体质冬季养生**

少吃寒凉食物。容易引发过敏的食物应该避免，少食辛辣。

**鼻炎的食疗药膳：葱白红枣鸡肉粥**

材　　料　红枣10颗，葱白10克，鸡肉、粳米各100克，香菜、生姜各10克。

做　　法　①将粳米、生姜、红枣洗净；鸡肉洗净切粒备用。

②将以上四种材料放入锅中煮半小时左右。

③粥成，再加入葱白、香菜，调味即可。

**哮喘的食疗药膳：太子参炖瘦肉**

材　　料　太子参、桑白皮各10克，无花果60克，猪瘦肉25克，盐、味精各适量。

做　　法　①将太子参、桑白皮略洗；无花果洗净备用。

②猪瘦肉洗干净，切片。

③把太子参、桑白皮、无花果、猪瘦肉放入炖盅内，加入适量开水，盖好，炖约2小时，加入盐、味精调味即可享用。

**🍲 固表粥参考食疗方**

材　　料　乌梅15克、黄芪20克、当归12克、粳米100克。

做　　法　乌梅、黄芪、当归放砂锅中加水煎开，再用小火慢煎成浓汁，取出药汁后，再加水煎开后取汁，用汁煮粳米成粥，加冰糖趁热食用。

**🍲 黄芪首乌藤炖猪瘦肉参考食疗方**

材　　料　首乌藤15克，黄芪15克，灵芝10克，猪瘦肉100克，食盐、葱、生姜、料酒、味精各适量。

做　　法　首乌藤、黄芪洗净，切片备用；猪瘦肉洗净，切成2厘米见方的块，放入锅内，加灵芝、黄芪、调料、水适量。锅置武火上烧沸，用文火炖熬至猪瘦肉热烂即成。

穴位保健　神阙穴、曲池穴。神阙采用温和灸，每周1次。曲池采用指揉法，按揉2～3分钟，每天操作1～2次。

神　阙　穴　位于腹中部，脐中央。

曲　池　穴　位于肘横纹外侧端，屈肘，当尺泽与在肘横纹外侧端与肱骨外上髁连线中点。

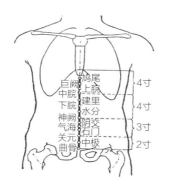
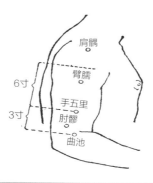

# 第九部分

# 四季食疗
# 美食巧制作

# 四季养生

《黄帝内经·素问》中说道："人以天地之气生，四时之发成。"可见人体与季节的紧密联系。季节气候环境包括很多气象要素，作用于人体的主要因素有气温、气压、湿度、风速、日照等。那么，春夏秋冬的季节变化是如何影响人体的生理变化的呢？

## ▎春季养生

春季的季节特点是阳气升发，风气当令，气候变化大；在人则是阳亦升发，肝强脾弱，体内郁热。故相应地，春季的饮食调摄也应当遵循以下原则：养阳气，助阳升发；避风寒，养脾胃，清解郁热；疏肝健脾。

### 1 春季的饮食原则

春天，在饮食方面，要遵循《黄帝内经·素问》里提出的"春夏养阳"的原则。这里所说的养即调养。春季，人体的阳气应该与自然界的阳气一样升发舒展。故在饮食方面，宜适当多吃些能帮助阳气升发的食物。

### 2 春季养生饮食之宜

- **春季养生宜坚持"三优"原则**

春季饮食要讲究"三优"。一优为热量较高的主食，平时可选食谷类、芝麻、花生、核桃和黄豆等，以补充冬季的热量消耗以及提供春季活动所需的热量；二优为蛋白质丰富的食物，如鱼肉、畜肉、鸡肉、奶类和豆制品，这些食物有利于在气候多变的春季增强机体抗病能力；三优为维生素和无机盐含量较多的食物，维生素含量多的食物有番茄、韭菜、芹菜、苋菜等，而海带等海产品，黄、红色水果含无机盐比较多。

### • 春季饮食宜少酸增甘

由于春季为肝主气，肝气偏旺。中医认为，五味入五脏，酸味入肝，此时若再多吃酸味食品，更加增强肝气的升发，使本来就偏盛的肝气变得亢盛而损伤脾的功能。所以，春季要适当控制旺盛的肝气，就要少吃酸味的食物，适当多吃些甘味的食物。

### • 春季宜少食肝

肝脏是人体重要的解毒器官，可以将人体代谢产生的毒素分解过滤。其他动物肝脏的功能也基本相同。春天，肝的功能尤其活跃，难免会有大量的尚未分解的有毒物质，所以春季还是少食肝为妙。

### • 春季宜忌黏硬生冷、肥甘厚味，少食多餐

肝旺脾胃虚弱的人要少吃黏腻生冷、肥甘厚味之类不易消化之物（如年糕、雪糕、油腻食物、辛辣味重食物），因为这种体质的人到春季脾胃的功能就欠佳，若再多吃这些不易消化的食物，会使脾胃进一步受到损害，造成积滞生痰、生湿，发生疾病。

### • 春季宜多吃韭菜、荠菜、樱桃、枇杷、春笋

预防疾病的关键是提高身体的免疫力，而维生素是提高免疫力的首选。春天天气冷暖不一，需要保养阳气，而韭菜又是性温之物，最宜养人体阳气。荠菜是野菜中的上品。其气味清香，味道鲜美，对高血压、尿血、鼻出血等病症有较好的防治作用，还能健脾、利水、止血、清热及明目，但孕妇忌吃。樱桃可发汗、益气、祛风。但身体阴虚火旺，及患鼻出血热病者应忌食或少食。枇杷清香鲜甜，果味甘酸，性平，具有润燥、清肺、止咳、和胃、降逆之功效。春笋味甘性寒，具有利九窍、通血脉、化痰涎、消食胀等功效，我国历代中医常用春笋治病保健。

根据以上五个原则，下面我们来介绍些适宜春季食用的食物。

| 酸性食物 | 羊肉、鹌鹑、海鱼、虾、贝类等。 |
|---|---|
| 甘性食物 | 山药、春笋、菠菜、大枣、韭菜、葱、蒜、香椿、豆芽等。 |

### 3 春季养生饮食之忌

在春天这个万物复苏的季节，有许多适宜人们食用的药材、食材，但也有部分药材、食材是不适宜在春天食用的。

#### • 春季慎用大寒或苦寒药材、食材

大寒之物可导致脾阳不振、脾气虚弱，可致食欲不振、恶心、呕吐、四肢清冷等病症。此类中药主要有玄参、龙胆、地骨皮等，食物主要有香蕉、柿子、空心菜等。而苦寒之物虽然能够清热泻火，但同时也有伤阴之弊，此类药材主要有黄连、黄柏、黄芩、栀子等。

#### • 春季忌多食温热、辛辣食物

春季阳气升发，而辛辣发散为阳气，会加重体内的阳气上升、肝功能偏亢，人容易上火伤肝，而此时的胃部也处于虚弱状态。如果食用温热、辛辣的食物，必定有损胃气。所以春天宜多吃甜味食物。

#### • 春季食用菠菜忌去根

菠菜根除含有膳食纤维、维生素和矿物质外，大量的糖分都集中在菠菜的根部。如果菠菜根配以洋生姜食用，可以控制或预防糖尿病的发生。把菠菜根在水中略烫之后，用香油拌食，有利于肠胃，可辅助治疗高血压病和便秘等病症。

#### • 春季忌直接食用采集的花粉

直接食用采集的花粉，不但达不到保健的目的，还会导致某些疾病。如常见的虫媒花粉，其外层坚固，未经处理不易被人体吸收。同时，虫媒花粉上还常沾有可以使人致病的微生物。

- **春季脑卒中患者忌吃凤尾鱼**

脑卒中多因肝经火热或痰火所致，中医强调忌食温热味厚制品。凤尾鱼温热且味甘，易生痰湿，多食能引动痰火，脑卒中患者食用凤尾鱼，必会加重病情。

- **春季忌无节制食香椿**

香椿性平而偏凉，苦降行散，且为大发之物，患有痢疾、慢性皮肤病、淋巴结核、恶性肿瘤者食用后会加重病情。

- **春季忌多喝饮料**

在果汁、汽水以及其他饮料中，一般均含有糖、甜味剂、电解质和色素等物质。饮用这些饮料后，在胃里停留时间较久。久而久之，很容易刺激胃黏膜，影响食欲和消化功能，而且通过血液循环，增加肾肝过滤负担，影响肾功能。同时，过多地摄入糖类会增加脂肪，导致肥胖。

## 夏季养生

在夏季，人体的阴阳消长，脏腑的功能，都有其特殊的状态，所以饮食方面也有其特殊性。夏季虽然气候炎热，但人体的阳气处于外泄的状态，即盛于外而虚于内，过度地饮用寒凉之品容易损伤脾胃之气，引起食欲减少、胃痛、腹泻。夏季过多使用空调和恣食生冷都可能损伤脾肾的阳气，导致脾肾阳虚。夏季最后一个月即长夏，与脾相应。湿为长夏之主气，在我国大多数地区长夏季节高温而多雨，湿热熏蒸最易伤及脾阳，所以湿热病多见于这个季节。

### *1* 夏季的饮食原则

夏季宜注重养心。多吃些清热解暑的食品，既能清解夏天高温带来的暑热，又能清泄身体产生的内热，也可服用辛凉散发或甘寒清暑的中药，如菊花、薄荷、荷叶、金银花、连翘等，以利心火散暑热。

### 2 夏季养生饮食之宜

#### • 夏季饮食宜适当吃酸味食物

酸味食物如番茄、乌梅、山楂、芒果、葡萄、柠檬等的酸味能够敛汗、止泻、祛湿，既可以生津止渴、健脾开胃，又能够预防因流汗过多而耗气伤阴。

#### • 夏季食用水果宜分寒热体质

虚寒体质的人，其代谢慢，热量少，很少口渴，属于胃寒之症，应当选择温热性的水果，如荔枝、樱桃、石榴等；而热性体质的人代谢旺盛，常会口干舌燥、易烦躁，便秘，应选择寒性水果，如瓜类水果、香蕉、柚子、猕猴桃等；如性味平和类的水果如葡萄、芒果、梨、苹果等，不同体质的人都可以食用。

#### • 夏季宜多吃百合、含钾食物、富水蔬菜

百合可以润燥，常食有润肺、清心、调中之效，可止咳、止血、开胃、安神，是夏季老少皆宜的食物。

长期缺钾易致中暑，所以夏季要多吃些含钾丰富的食物，如黄豆、绿豆、蚕豆、豌豆、香蕉、西瓜、菠菜、海带等。

富水蔬菜含高钾、低钠，兼有排毒和清热功效，夏季多吃有益。

#### • 夏季饮食宜苦、辛、酸、咸而少甜

所谓五味，是指酸、苦、甘、辛、咸五种味道。五味的作用不仅仅是调味和增进食欲，中医理论赋予了它更深远的意义。按照五行学说的理论，五味与五行、五脏是相对应的，即酸入肝、苦入心、甘入脾、辛入肺、咸入肾。

- **夏季不应贪食生冷**

夏天气温高，人体会产生一系列热的生理反应，出汗多，饮水多，胃酸易被冲淡，消化液分泌相对减少，消化功能减弱，致使食欲不振。这时，若能在膳食上合理安排，适当吃些冷饮，不仅能消暑解渴，还可帮助消化，促进食欲，有益于健康。

- **夏季饮食宜清淡**

清淡的饮食，就是俗话说的"粗茶淡饭"，主食要以五谷杂粮为主，副食以豆类、蔬菜、水果、菌类为主。清淡饮食不是完全的素食，肉类含有人体必需的蛋白质，完全素食容易造成营养不良，所以要少食、淡食。烹饪方式以清蒸炖煮为主，减少煎炸，少放油盐，尽量保持食物的原味。

- **夏季饮食要注意卫生**

夏季尤其是长夏，潮热的气候特别适合细菌、真菌和病毒的滋生繁殖，再加上夏天喝水多，胃酸被稀释，消化道的防御功能减弱，如不注意饮食卫生，就特别容易患肠炎、痢疾等消化道传染病。所以，养成良好的饮食卫生和个人卫生习惯，是预防夏季肠道传染病的最主要措施。

### 3 夏季养生饮食之忌

- **夏季慎用温里和补阳之药食**

温里类药食易耗阴助火，应尽量不要在夏季食用，如必须食用，宜相应减少剂量，缩短用药时间。此类药材有附子、肉桂等。

补阳类药食多性温，适用于肾阳虚证，但是夏季也要慎用，因其会助火伤阴，此类药物有肉苁蓉、锁阳、仙茅、海狗肾等。

- **夏季忌多吃寒凉食物、热性食物及调料**

夏季人的消化功能较弱，过多食用寒凉食物，易诱发肠胃痉挛，引起腹痛、腹泻。而夏季人体普遍内燥外热，如果再食用热性食物及调料（八角、小茴香、桂皮、花椒、白胡椒、五香粉等），无疑会让人体虚火上升，还可能致疖疮。

- **夏季忌多食坚果、蛙肉**

坚果是高热量、高脂肪的食物，夏季食用过多，可能会导致消化不良等疾病。夏季的农田一般都会使用农药、化肥，导致以昆虫为食的蛙类也会因误食而受到化学污染，若食用受污染的蛙肉容易引起不良的后果。

- **夏季忌饮冷牛奶，忌选用红黄色苦瓜**

夏季气温高，牛奶成了细菌最佳的培养基，人饮用细菌污染的牛奶后小则致腹痛，大则可能引起肠道疾患。苦瓜是夏季的食用佳品，在选择时以表面有棱和瘤状突起、呈白绿色或青绿色、富有光泽的为上品。如果已经变成了红黄色，则表明苦瓜已成熟或者放置太久，这样的黄瓜不仅味道和口感差，而日也没有营养价值。

- **夏季忌食烂生姜**

俗话说："冬吃萝卜，夏吃姜，不劳医生开药方。"生姜为四辣（葱、姜、蒜、辣椒）之一，是家庭日常烹调不可缺少的重要调味品。但是，值得提醒人们注意，忌食烂生姜。有人说："烂姜不烂味"，这种说法是不可取的。因为，生姜腐烂以后，会产生一种毒性很强的有机物——黄樟素。它能使肝细胞变性，诱发肝癌和食道癌。

- **夏季中暑饮食三忌**

**第一，忌大量饮水。** 中暑患者应该采用少量、多次饮水的方法，每次以不超过30毫升为宜，切忌狂饮。因为，大量饮水不但会冲淡胃液，进而影响消化功能，结果造成体内的水分和盐分大量流失。

**第二，忌大量食用生冷瓜果。** 如果大量食用生冷食物，会损伤脾胃。使脾胃运动无力，寒湿内滑，严重者出现腹泻、腹痛等。

**第三，少吃大量油腻食物。** 特别是中暑后不能吃油腻食物，吃大量油腻食物会加重胃肠的负担，使大量的血液带留于胃肠道，使输送到大脑的血液量减少，人体会感到疲倦加重，更易引起消化不良。

- **夏季忌空腹吃番茄**

番茄在夏季陆续上市。它是一种既可当水果又可当蔬菜的食物，富含维生素C及钙、铁、磷等矿物质，深受人们的喜爱。但是，番茄中含有大量的胶质、果质、棉胶酚等成分，如果饭前食用大量番茄，这些物质很容易与胃酸发生化学反应，凝结成不溶性的块状物质。这些块状物质有可能把胃的出口堵住，使胃内的压力升高，引起胃扩张，甚至产生剧烈的疼痛。而在饭后吃番茄，胃酸与食物充分混合后，大大降低了胃酸的浓度，就不会结成硬块了。

## 秋季养生

秋季养生要避免伤肺气、注意养护肺脏、内心应平和宁静，因此秋天养生以养阴为主。从气候特点来看，秋季由热转寒，即"阳消阴长"的过渡阶段。人体的生理活动，随"夏长"到"秋收"而相应发生改变。秋冬养收气、养藏气，以适应自然界阴气渐生而旺的规律。在饮食保健方面当"少辛增酸"，以滋润为主，而且要合理地进补。

### *1*　秋季的饮食原则

秋季饮食应以滋阴润肺为佳。

一是适当多吃酸味食物。酸味收敛肺气，辛味发散泻肺，秋天宜收不宜散，所以要尽量少吃葱、姜等辛味之品，适当多食酸味果蔬。

二是饮食不要过于生冷。此季天气由热转凉，人体为了适应这种变化，生理代谢也发生变化。饮食过于生冷，就会造成肠胃消化不良，发生各种消化道疾患。

三是适当多吃生津润燥食物。秋季燥气当令，易伤津液，故饮食应以滋阴润肺为宜。

秋季时节可适当食用芝麻、枸杞、百合、糯米、大米、蜂蜜、枇杷、奶制品等柔润食物，以益胃生津。

## 2 秋季养生饮食之宜

### • 秋季饮食宜少辛增酸

所谓少辛，就要少吃一些辛辣味的食物。中医认为，辛入肺经，适量的辛味可助肺气。肺气通于秋，肺气盛于秋，所以在秋天，我们可以少量吃些辛味食品以通利肺气。另外，酸味食品能增强肝脏的功能，所以还要"增酸"。

### • 秋季以养阴滋润为主

秋季饮食调养应以清淡、滋润为宜。应适量多饮开水、淡茶、豆浆以及牛奶等饮料，多吃芝麻、糯米、蜂蜜、荸荠、葡萄、萝卜、梨、柿子、莲子、百合、甘蔗、香蕉、银耳等柔润食物，起到滋阴清肺的作用。

### • 秋季防肥胖

秋季气候凉爽，食物丰富，人们的味觉增强，食欲大振，再加上"贴秋膘"的传统，饮食会不知不觉地过量，使热量的摄入大大增加。再加上气候宜人，人的睡眠充足，热量的消耗大大减少。所以，稍不小心，体重就会悄悄地回弹，所以秋补要科学，做到补而不胖。

### • 秋季要防止"秋瓜坏肚"

秋季是水果丰收的季节，我们要注意顺应季节的变化选择合适的水果，尤其对儿童和脾胃虚弱的人来说，过量地贪食水果，会影响脾胃的消化吸收功能，导致消化不良、胃痛、腹痛、腹泻等。古人教诲我们"五谷为养，五果为助"，水果只是营养的补充，绝不能把水果当饭吃。

### • 秋季要合理进补

秋后有进补的习俗。其实进补也要讲究科学，补品并非越贵越好，适合自己身体的才是最好的。进补须注意以下四个方面：

■ **一忌无病乱补。**无病乱补，既浪费钱财，又伤害身体。如儿童服用人参有害而无益：乱用鹿茸等壮阳之品会损伤阴血，并导致阳亢。

■ **二忌虚实不分。**中医的治疗原则是虚则补之，实则泻之。不是虚症病人，不宜用补药。虚证又有阴虚、阳虚、气虚、血虚之分，对症服药才能补益身体。否则适得其反，会伤害身体。我们日常的饮食虽然不像治疗疾病用药那么严谨，也需要知道自己体质的特点，再根据季节和气候选择适合自己身体的食物，才能趋利避害，有益健康。比如体质偏寒的人入秋后就要少吃寒性食物，逐渐增加温热食物，达到温润脾肾的作用。温补不能太猛，否则不但达不到温补作用，反而可能出现牙龈红肿、便干、痔疮等"上火"现象。

■ **三忌以药代食。**药补不如食补，最好的补益就是均衡地饮食。对于老年人和孩子来说，更要少吃药，用食物来调补。如脾胃虚弱的多吃些山药、莲子；阴虚内热及经常上火的人可以多吃藕、荸荠、梨以滋阴清热。饮食结构越杂越好，不要偏食。

■ **四忌越贵越好。**有人买补品专门挑贵的，以为越贵越好，其实适合自己的才是最好的。一些中年女性已进入更年期，却买了冬虫夏草来滋补，完全不对症，等于花钱买难受。要遵循"缺什么补什么，宁缺毋滥"的原则。

### ③ 秋季养生饮食之忌

### • 秋季忌生食鲜藕、花生、白果

秋季是疾病的高发季节，尤其是寄生虫病，而秋藕就是水生寄生虫如姜片虫的佳所。若食用生藕，姜片虫就会寄生在人体小肠中，其卵发育至成虫，附在肠黏膜上，造成肠损失和溃疡，使人发生腹痛、腹泻、消化不良等病。若小孩食入后果更严重，不仅患儿会出现面部水肿，还会影响小孩的身体发育和智力。花生在生长过程中可能被鼠类、寄生虫卵污染，生吃易感染流行性出血热或寄生虫病。白果外种皮含有毒成分，生食和多食会引起中毒。

- **秋季忌用单喝水的方法缓解秋季干燥**

进入秋季，天气渐渐转凉，不少人觉得口干舌燥。这是秋燥的一种表现，要缓解这种现象，应从饮食、生活作息和情绪调节三者入手，忌用单喝水的方法。在经历过夏天的暑热后，进入秋天暑热未尽，再加上多风、多雨，人体很容易出现燥热。所以，入秋后天气仍然很热，体内的热遇风寒，就会出现外感，肺胃受邪时，谷易出现口干、咳嗽、口鼻干燥、有痰咳不出、口苦、大便干燥等现象，有的人还会出现口腔溃疡。中医认为这些都和内火有关，喝水只能起到部分作用，还需要用清热、养阴、润燥的方式来解决。

第一是饮食调节。忌食用辛辣、刺激、油腻的食物，因为这些食物会起到盛湿生热的作用，对于秋燥来说，正好是"火上浇油"。应多吃养阴润肺的食物，如梨、猕猴桃、西瓜等。蔬菜中绿叶菜是最好的，可以帮助保持大便通畅。针对秋季的天气，可多喝冬瓜汤、食冰糖炖梨对缓解口干会有一些好处。

第二是生活节奏的调整。入秋后，天气渐转凉，对睡眠有好处，正好用来好好"补觉"。应该顺应自然规律，按时睡觉、起床，不熬夜，减少对身体的伤害。

第三是调节情绪。经常生气、工作压力大，也会变成秋燥的"帮凶"，会加重不舒服的程度。所以，保持乐观的情绪也能减轻燥热的不适之感。

- **秋季生吃水果忌不削皮**

秋季是一个丰收的季节，水果也不例外。有些人认为，果皮中维生素含量比果肉高，因而生吃水果时连皮一起吃。其实，这种做法很不科学。

因为，在水果的表皮有一层蜡质，农药可渗透其中，并残留在蜡质中。如果长期连皮一起生吃水果，农药残毒在人体内就可能积蓄，引起慢性中毒，损害神经系统，破坏肝功能，影响人的生殖与遗传。

## ▌冬季养生

《黄帝内经·素问》讲："冬三月，此谓闭藏。水冰地坼，无扰乎阳，早卧晚起，必待日光，使志若伏若匿，若有私意，若已有得。去寒就温，无泄皮肤，使气亟夺，此冬气之应，养藏之道也。逆之则伤肾，春为痿厥，奉生者少。"此时节自然界阴盛阳衰，万物都潜藏阳气，以待来春。"寒"是冬季气候变化的主要特点。冬季养生重在养藏固精、补肾敛阴。因此除了要注意防寒保暖外，饮食保健也很重要，日常饮食应以滋阴防寒、杂淡温软为宜。

### 1　冬季的饮食原则

一是以食补为载体适当进补，达到滋阴潜阳的目的。

二是多吃养肾的食物，少食生冷或者燥热的食物，适当增加一些清补甘温的食物。

三是冬季饮食防感冒，多吃汤粥之类易消化、温肠胃的食物，预防流感的发生。

### 2　冬季养生饮食之宜

#### • 冬季饮食养生宜坚持

一要御寒。人怕冷与其体内缺乏矿物质有关，特别是铁，而热性食物如牛羊肉等红色肉中铁含量较高，因此在注重热量时，冬季还应补充矿物质。

二要保温。保温要强调热能的供给，在各种食物的成分中，提供热能的为蛋白质、脂肪或碳水化合物，这类食物有肉类、蛋类、鱼类及豆制品等。

三要防燥。冬季干燥，人们常有鼻干、舌燥、皮肤干裂等症状，应多补充B族维生素和维生素C。适当多吃动物肝脏、蛋类、奶酪，以及新鲜蔬菜和水果。

- **冬季饮食宜补阳气，宜适当吃点甘寒食品**

冬季天寒地冷，饮食应该以补阳为主，多吃些能增强机体御寒能力的食物，如羊肉、牛肉、鹿肉、海带、牡蛎等，还应多吃些富含糖类、蛋白质、脂肪、维生素和无机盐的食物，如海产品、红色肉类、家禽类食物。

中医认为，可选择些甘寒食品来压住燥气，如兔肉、鸭肉、鸡肉、鸡蛋、芝麻、银耳、莲子、百合、白萝卜、白菜、芹菜、菠菜、冬笋、香蕉、梨、苹果等。

- **冬季宜科学饮食，避免肥胖**

冬季人体运动少，能量消耗也少，在和其他三季摄入同样食物的情况下，冬季的能量更容易化为脂肪储存在人体内，因此要控制和平衡饮食。午餐可多吃，晚餐要控制进食量。

- **冬季宜多吃红色食品、荞麦、橄榄**

南瓜、洋葱、山楂、红辣椒、胡萝卜和番茄等红色食品所含的$\beta$-胡萝卜素可防治感冒。冬季是脑出血和消化性溃疡出血高发期，荞麦含有丰富的维生素P，对血管壁有保护作用。高血压病、冠心病等易受气候变化的影响，荞麦中含大量的黄酮类化合物，尤其富含芦丁，能促进细胞增生，防止血细胞的凝集，还有降血脂、扩张冠状动脉、增强冠状动脉血流量等作用。橄榄有生津止渴的功效，且冬季人们喝酒较多，橄榄能帮助解酒。

- **冬季保健宜多喝红茶**

冬季是万物生机潜伏闭藏的季节。秋去冬来，气温骤降，寒气逼人，人体生理功能减退，阳气减弱，对能量与营养要求较高。红茶是冬季最佳饮品之一，冬季适宜喝祁红、闽红、川红、粤红等红茶。中医认为，红茶性味甘温，含有较多蛋白质，可以补益身体，养蓄阳气，生热暖腹，增强人体对寒冷的抗御能力。此外，常喝红茶可以去油腻，开胃口，助养生，使人体更好地顺应自然环境的变化。

### • 冬季宜食羊肉

羊肉是我国民间传统冬令进补的佳品。明代大药物学家李时珍的《本草纲目》中记载，羊肉能补中益气，开胃健力。羊肉营养丰富，性热味甘，具有暖中祛寒、温补气血、开胃健力、益胃气、补阴衰、壮阳肾、增精血的功效，还可通乳治带，有益于产妇。羊肉在冬季食用对身体更为有益，因为羊肉所含的热量比牛肉还高，冬天吃羊肉可促进血液循环。羊肉中铁、磷等物质的含量比其他肉类高，适于各类贫血者食用。妇女、老年人气血不足、身体瘦弱、病后体虚等，冬季不妨多吃羊肉，可补气血、补元阳、益肾气、疗虚弱、安心神、健脾胃、御寒气，健体魄。

### • 冬季养生宜多食红枣

冬季多食用红枣，可以弥补人体维生素的不足。研究表明，红枣中胡萝卜素、维生素C和维生素D的含量高于蔬菜和其他水果。尤其是含有生物类黄酮物质，能保护维生素C不受破坏。因此，人们把红枣誉为"天然的维生素丸"，是人体抗衰老的补品。

民间有"一天吃三枣，终身不显老"的说法。红枣既能滋补养血，又能健脾益气，抗疲劳、养精神，还有保肝脏、抗肿瘤、增强机体免疫力的功能，特别是对于贫血虚寒、肠胃病等病的防治有效。长期服用可使人延年益寿。

### 3　冬季养生饮食之忌

### • 冬季进补忌凡补必肉，感冒忌随便进补

冬季人体代谢较慢，身体容易聚集脂肪，所以进补应尽量选择清淡的饮食。若是重度感冒伴有发热头痛，最好不要进补，否则可能外邪不清，既耽误感冒的治疗，又没有进补效果。

- **冬季阴虚者忌食用偏温性食物，热淋患者忌食南瓜**

阴虚者忌食羊肉、桂圆、核桃等偏温性食物，否则容易助长火气，严重者还可引发口干舌燥、口疮面疮。热淋患者应食寒凉清热通淋之物，而南瓜属温热性食物，会导致热淋患者小便更为困难，甚至滴沥灼热疼痛、小便下血等，故忌食。

- **冬季忌用喝酒来御寒**

喝酒让人有温暖的感觉，仅仅是因酒麻痹了人对冷的感觉而已，而且这种热量是暂时的，等酒劲儿一过，人会更寒冷，并能使抗寒能力减弱或者出现头痛、感冒甚至冻伤等症状。因此，冬季饮酒抗寒只能短时起作用，而有害于身体健康。

- **冬季进补忌乱服壮阳药**

冬季是进补的最好时机。所以，一些体弱多病者，总想服用一些壮阳药治病或御寒。壮阳药多具有类似性激素的作用，功效可概括为壮肾阳、益精髓、强筋骨、兴奋性功能，主要适用于阳痿、早泄、性欲减退、小便清长、形寒肢冷、白带清稀如水或宫寒不孕等阳虚患者。入冬进补鹿茸、冬虫夏草、红参、羊肉、十全大补丸等，都能起到补阳御寒的作用。但任何药物对疾病的治疗作用都是有选择的，所以冬季进补忌乱服壮阳药。

- **冬季体虚进补四忌**

■ 第一，服用滋补药时，忌食萝卜、绿豆等食物。这些食物会破坏滋补药中的有效成分，使滋补药不能发挥原本的作用。

■ 第二，服用滋补药时，忌食用滋腻的食物。特别对于消化不良者来说，食用补腻之品容易造成积聚难散，有碍消化、吸收。药效也因此不能得到正常的发挥。

■ 第三，服用补益身体的食品时，忌食羊肉、桂圆等偏温性食物。食用这些食物，容易助火生热，严重者会引发口疮、口干咽燥等症状。

■ 第四，服用滋补品时，忌食甲鱼、海参、蛤蜊、百合、木耳等偏寒滑肠食物。对于阳虚、气虚者，特别是有虚寒时，忌食用这类偏寒滑肠的食物。

### • 冬季进补需辨体质

冬季进补并非所有的人都需要补用，还要根据人的体质而定。尤其近年来全球气候变暖，冬季气温普遍较高，加上一些人生活无规律，天天熬夜，饮食无节制，辛辣不断，耗伤了津液和肾阴，体质多为阴虚火旺，就不宜多吃牛肉、羊肉等温热食物，更不能服用鹿茸、人参之类温热壮阳药品，而要吃滋阴清热的食物来矫正和减轻身体的内火。过多食用温热食物，会使人体产生积热，到了春天，会阻碍人体阳气的生发，不仅使人精神不振，加重春困的现象，还会引发很多热性疾病，所以冬季也要注意补充新鲜水果、蔬菜以滋阴润燥。

### 4 冬季未病先防，膏方进补

#### • 冬季宜用药膳等药食结合的方式

一些具有补益作用的中成药，具有携带和服用方便的特点，也是冬季进补的较好选择。

如肾阴虚者服用六味地黄丸，肾阳虚者服用肾气丸、鹿茸膏，气血两虚者服用十全大补丸等都有较好的进补作用。

应该注意的是，中药养生保健要遵循中医药的理论原则，首先要辨证，再根据具体的证候进行调补，所以最好在中医师的指导下进行辨证进补。

#### • 中药膏方疗法

中医药学将中药传统剂型分为汤、膏、丹、丸、散五大类，其中的膏剂可分为内服和外敷两种。

内服膏剂即是膏滋方，简称"膏方"，是根据患者体质不同与病情的需要，选择多种药物组成方剂，并将中药饮片经多次煎熬、去渣，将药汁经微火浓缩，再加入辅料，如饴糖、蜂蜜、阿胶、鹿角胶等收膏，形成稠厚的糊状补膏，以达到补养身体、调理疾病和祛病延年的疗效。

自古以来，膏方就广泛应用于内、外、妇、儿等临床各科，以其适应证广、疗效显著和服用方便深受患者的欢迎。

中医认为，临床多种慢性疾病存在本虚标实、虚实夹杂的情况，膏方为调补之剂，长于平调阴阳、恢复人体内环境的稳定、增强机体抵抗力，达到祛病强身的目的，适合全面调理。

中医膏方调理以辨证论治为原则，对病人和亚健康人群，判断气血阴阳、脏腑经络、寒热虚实变化，详细辨证，遣方用药，一人一方，体现中医药个体化"治未病"的特色，使寻求养生保健的人们都能享受到规范、适宜的膏方服务。

**• 膏方适合下列人群**

·无慢性疾病，但身体虚弱，春秋季节经常感冒者。

·工作量过大，体力消耗透支过多，难以自身恢复者。

·繁忙操劳，体质下降，虽无明显疾病，但常感疲乏困倦，精力下降和睡眠质量下降者。

·体内有一些慢性疾病已经恢复或虽未治愈，但相对稳定者，服用膏方以继续治疗，巩固疗效，改善症状，增强体质。

·病后、手术后、出血后处于恢复阶段者，包括肿瘤病人手术后、化疗后、放疗后。

**• 冬季进补应因人而异**

人参、阿胶等高档的滋补品并非适合所有的进补者，这类补品最好在医生的指导下服用。

对于老年人和体质虚弱的人来说，要根据身体情况确定进补方法，切勿盲目进补。选择食品、药品前，可向专业医师咨询。

# 四季养生食方

## 生姜萝卜汁

材　　料　生姜15克，白萝卜100克。

做　　法　生姜洗净捣烂挤汁，白萝卜洗净捣烂挤汁，将两汁合并调匀，一次服完。

食用方法　每日两次，早晚分服。

食用功效　健脾消食，降逆止呕。

## 银耳雪梨盅

材　　料　银耳2克，雪梨1个，糯米5克，大枣1枚。

做　　法　梨子切盖，大的一半去核，挖成一个梨盅；银耳、糯米泡发后，与红枣一起装入梨盅，盖上梨盖，整个梨子放入炖盅，隔水炖45分钟。

食用方法　直接食用。

食用功效　润肺止咳，健脾和胃。

## 百合粥

材　　料　百合30克，莲子20克，大枣3枚，粳米100克，冰糖适量。

做　　法　将莲子浸泡开，少煮片刻，再放入百合、大枣、粳米煮沸后，改用小火煮至粥稠时，加入冰糖稍炖即成。

食用方法　可以作为日常保健食用。

食用功效　润肺调中，养心安神。

## 🍲 天门冬粥

| | | |
|---|---|---|
| 材 | 料 | 天门冬30克，梨2个，粳米50克。 |
| 做 | 法 | 将上方煮粥食用。 |
| 食用方法 | | 每日食一次，食用三周。 |
| 食用功效 | | 养阴润燥，生津止渴，治疗干咳，痰中带血，咽喉肿痛。 |

## 🍲 石斛氽丸子汤

| | | |
|---|---|---|
| 材 | 料 | 鲜铁皮石斛条30克，虫草花30克，瘦肉末500克，油菜250克，香菜20克，葱、姜适量，盐、淀粉、胡椒、味精少许。 |
| 做 | 法 | ①将鲜铁皮石斛条打成泥状，将香菜剁碎，油菜洗好备用。 |
| | | ②先将瘦肉末放入精盐充分搅拌、上劲，再放入石斛泥，搅拌。 |
| | | ③放入香菜末，继续搅拌，让香菜和肉末充分融合。 |
| | | ④放入50克淀粉，继续搅拌；待锅里面水烧开后，放入虫草花。 |
| | | ⑤关小火将调好的肉末做成丸子逐一放到锅里面，再放入油菜，最后调味，起锅。 |
| 食用方法 | | 日常保健食用。 |
| 食用功效 | | 具有益胃润肺、养阴生津之功效。对亏阴虚火、五脏虚损、烦热自汗、精气不足、眼目昏暗、胃热烦渴、咳嗽咽痛、口燥舌干、熬夜积火、烟酒过度有辅助疗效。 |

## 🍲 人参茯苓鱼胶汤

| | | |
|---|---|---|
| 材 | 料 | 浮小麦10克，茯苓、冬菇各5克，人参3克，发鱼肚100克，鸡肉、猪瘦肉各50克，生姜2片，绍酒2茶匙，盐少许。 |
| 做 | 法 | ①将浮小麦洗净，人参、茯苓、冬菇切片。 |
| | | ②鱼肚洗净切成块状或条状，鸡肉和瘦肉洗净切块。 |

③以上用料放进炖盅，加适量的水、隔水炖3小时，去渣调味。

**食用方法**　每周食用三次，三餐均可。

**食用功效**　滋阴补肺，益气补虚，清肺止咳。

**健康贴士**　此汤不宜与藜芦、驴马肉、羊肝等同食。

## 🍲 千金鲤鱼汤

**材　　料**　鲤鱼1条（重1千克），白术15克，生姜、白芍、当归各9克，茯苓12克。

**做　　法**　①将鲤鱼洗净去鳃、内脏和腥线。

②将药洗净用干净纱布包裹。熬煮2小时。

③去药包，取药汁与鲤鱼同煮1小时40分钟，放入香油和少量的食盐。

**食用方法**　饭前空腹吃鱼饮汤。每日一次。

**食用功效**　具有健脾行水的功效。适用于脾虚。

## 🍲 金玉羹

**材　　料**　板栗100克，山药200克，羊肉200克，生姜3片、白芷2克、黑胡椒粒5克，盐6克，料酒1茶匙。

**做　　法**　①将洗好的山药切成块。

②板栗剥壳待用。

③生姜切片。

④羊肉切块焯水，加料酒煮开后捞起备用。

⑤将以上处理好了的羊肉、山药、板栗入锅中，加温水、姜片、白芷、黑胡椒、盐一同炖煮3小时即可食用。

**食用方法**　冬季日常保健餐食。

食用功效　养胃健脾，补肾强筋，御风寒，补身体，最适宜冬季食用。

## 🍲 山药粥

材　　料　大米50克，山药30克，芡实10克，薏米15克。

做　　法　山药切片，芡实、薏米与大米一起用高压锅炖1小时。

食用方法　日常食用。

食用功效　补脾，固肾，祛湿。适宜口渴、口干、易饿、发胖、气虚的人群。

## 🍲 茯苓山药水晶饼

材　　料　山药50克，茯苓50克，水晶糯米粉300克，麦芽糖150克（配方量可以做10个）。

做　　法　蒸山药泥和茯苓粉做馅，水晶糯米粉加麦芽糖蒸熟，包入馅料用模具压成花糕即可。

食用方法　经常食用，日常保健。

食用功效　利水渗湿，健脾和胃，宁心安神。

## 🍲 酸甜味美枇杷膏

材　　料　枇杷鲜果500克，枇杷叶子200克，山楂100克，薄荷30克，冰糖适量。

做　　法　①将枇杷叶洗净，与山楂一起放入压力锅内加2000毫升清水，煮30分钟（大火转小火）。

②薄荷叶入清水锅，稍沸即止，过滤待用

③将枇杷果去皮去核，待用

④取煮好的枇杷叶汁过滤放入锅内，把处理好的枇杷果肉，放入汤内，大火烧开，放入冰糖、薄荷汁，中火收汤，直至成膏（也可

以收成清膏直接服用）。

**食用方法**　将玻璃瓶洗净晾干，把收好的枇杷膏放入玻璃瓶内，冰箱储藏，每天一勺冲水服用。

**食用功效**　滋阴润肺、干咳无痰、口舌干燥、咽喉痛、目赤、牙龈肿痛等症。

## 温胃祛湿芥子油　夏日拌菜好"拌"侣

**材　　料**　白（黄）芥子100克，色拉油1000克。

**做　　法**　芥子捣碎备用。将油放入铁锅烧至150℃时，关火，倒入碎芥子，待油温冷却后，收入玻璃容器里面，密封保存。

**食用方法**　用于凉拌菜肴和面条等，适量放入。

**食用功效**　芥子油能促进脂肪类物质在人体内的新陈代谢，从而防止脂肪在皮下的堆积。它与萝卜中的酶作用后能促进肠胃的蠕动，从而可以快速将肠道中有害物质迅速排出。对于增进食欲、减少消化道癌肿有很大帮助。

**健康贴士**　注意不能摄入过多，摄入过多的话，就会导致甲状腺肿大，身体代谢紊乱，甚至会出现中毒。

## 折耳根烧鲫鱼

**材　　料**　鲫鱼3条，折耳根（又名鱼腥草）200克，植物油、郫县豆瓣酱、葱末、姜末、蒜末、盐、料酒、葱姜汁、白糖、胡椒粉、水淀粉、高汤各适量。

**做　　法**　①将鲫鱼处理洗净，鱼身两侧切刀，用盐、料酒、葱姜汁腌渍入味；折耳根洗净切成节；郫县豆瓣剁碎。

②锅内倒油烧热，放入鲫鱼炸至金黄色，捞出沥油。

③锅内留适量余油，放入郫县豆瓣酱、葱末、姜末、蒜末煸香，

倒入高汤，烹入料酒，放入剩余食材，转小火烧至鱼肉熟后，将鱼和折耳根沥汤捞出。

④用水淀粉将原汤勾芡收汁，淋在鱼肉上，撒葱末即可。

**食用方法** 佐餐服食。

**食用功效** 适用于肝炎、肾炎、慢性支气管炎等疾病患者。

## 🍲 百合芝麻炖猪心

**材　　料** 百合30克，黑芝麻20克，黑枣50克，生姜20克，鲜猪心1个，盐少许。

**做　　法** ①将猪心剖开，切去筋膜，用清水洗净血水，切成片；用铁锅小火将黑芝麻炒香（不用油）；百合洗净；黑枣洗净去核；生姜洗净刮去姜皮，切片。

②瓦煲内加入适量清水，用大火煲至水沸，然后放入上述食材，改用小火继续炖3小时，加入盐调味即可。

**食用方法** 经常服食。

**食用功效** 对经常心悸、记忆力减退、失眠、头皮麻木、面色萎黄有食疗作用。

## 🍲 锅焦饼

**材　　料** 锅焦150克，米酒12克，砂仁6克，山楂、莲子各12克，鸡内金3克，大米粉250克，白糖100克。

**做　　法** ①先把锅焦放入锅内，炒黄。

②把锅焦、米酒、山楂、砂仁、莲子、鸡内金一起放入碾槽内，共研为细粉。

③把上述细粉同大米粉及白糖拌匀，加水适量，揉成面团，如常法做成小饼。

④把小饼放入铁锅内，烙熟即可。

食用方法　佐餐食用。

食用功效　适用于小儿脾胃气虚者。

## 芡实茯苓粥

材　　料　芡实15克，茯苓10克，大米50克。

做　　法　大米淘洗干净。芡实、茯苓捣碎，加适量水，煎至软烂。加入大米，继续煮烂成粥即可。

食用方法　一日分顿食用，连吃数日。

食用功效　具有健脾益肾、止泻之功效，对精血亏损、虚劳、阳痿、遗精等有疗效。

## 燕窝羹

材　　料　燕窝3克，冰糖30克。

做　　法　①将燕窝放入盅内，加温水浸泡松软后，用镊子择去燕毛，捞出洗净，沥水，撕成细条，放入干净的碗内备用。

②锅内加水加热，放冰糖溶化，撇去浮沫，用纱布滤杂质，倒入净锅内，放入燕窝，加热至沸后，盛入碗中即可。

食用方法　日常保健，可经常食用。

食用功效　燕窝养阴润燥，益气补中。燕窝含有丰富的蛋白质、磷和钙质，有利于增强机体的免疫功能。适用于虚损劳积、咳嗽痰喘等症。

## 大蒜沙拉酱

材　　料　大蒜500克，食用油200克，食盐20克，味精10克。

做　　法　将大蒜去皮、洗净、沥干水，把处理好的大蒜放入料理机内，倒入食用油、盐、味精，打成蒜糜。装入消毒好的玻璃瓶密封，即可。放入冰箱可存放10天。

**食用方法** 佐餐或凉拌调料。

**食用功效** 辅助预防心血管疾病、抗肿瘤及抗病原微生物等，长期食用可起到防病保健作用。

## 📛 参芪猪肚汤

**材　　料** 猪肚1个，西洋参20克，黄芪10克，生姜5片，盐适量。

**做　　法** ①猪肚是内脏器官，有特殊的味道，烹饪前的清洗是很重要的工序。

②洗猪肚有技巧：用好醋和盐，忌放碱和小苏打。

③将猪肚处理好切成条状，与西洋参、黄芪一道放入瓦罐炖煮。

**食用方法** 日常保健餐食。

**食用功效** 可健脾胃、养心脉，多食无害。

## 📛 乌梅膏

**材　　料** 山楂200克，乌梅100克，陈皮50克，甘草20克，冰糖500克。

**做　　法** ①把山楂、乌梅、陈皮、甘草洗净，加4000毫升水再浸泡4小时。

②把浸泡好的材料和水一起放入高压锅内，煮50分钟（先大火烧开，再转小火，自动压力锅选择时间就可以）。

③将煮好的汤汁和材料一同倒入一个不锈钢锅内，将汤汁过滤出来待用。

④再向有料渣的不锈钢锅内加2000毫升净水炖煮20分钟（大火转中火转小火），倒出第二次的汤汁和第一次的汤汁混合在一起，弃料渣。

⑤将过滤干净的汤汁倒入洗净的不锈钢锅内，加冰糖熬煮收膏即可。

**食用方法** 冲水，冷、热饮用。

**食用功效** 去暑清热，开胃健脾。

## 📦 番木瓜酒

**材　　料** 番木瓜300克，红糖（冰糖）600克，米酒100毫升，白酒20毫升，柠檬1/4个。

**做　　法** ①将成熟的番木瓜洗净，用干净抹布擦去水，切成圆片，皮和种子同时使用；柠檬切片。

②把红糖（冰糖）加1000毫升水熬化，放凉。

③把番木瓜片、红糖汁、米酒放入容器中，铺上柠檬片，密封后置于阴凉处保存。3个月后便可饮用；但最好密封半年以上，这样可以使风味、功效都达到最佳水准。

**食用方法** 可以佐餐饮用，每日不超过100毫升。

**食用功效** 舒筋活络，和胃化湿，对缓解腰膝关节酸肿疼痛有效果，活血化瘀，辅助抗肿瘤、保肝抑菌。

## 📦 红豆陈皮汤

**材　　料** 红豆200克，陈皮15克，细盐少许。

**做　　法** 先把红豆及陈皮浸泡半小时，然后把红豆放入压力锅中煮30分钟，加入陈皮再煮10分钟后，再加少许细盐便可。

**食用方法** 每日饮用，夏季日常保健。

**食用功效** 红豆具有利水去肿的功效，陈皮可帮助消化、宣通五脏，与红豆结合能减肥消肿，建议每日餐后饮用，2周见效。

红豆含有丰富的钙、铁、磷及赖氨酸，可补充新陈代谢中消耗的营养，亦有清热解毒、去肝火的作用。

## 清蒸茄子

**材　　料**　茄子1个，香油、花椒油、米醋、蒜泥适量。

**做　　法**　将茄子放入蒸笼，蒸熟蒸透夹出，置盘中放凉；将茄子撕成细条，拌入调料。

**食用方法**　日常餐食。

**食用功效**　长期食用降血脂、降血压、清热解毒。

## 柚子肉炖鸡

**材　　料**　柚子1个，雄鸡1只，生姜、葱、食盐、料酒等适量。

**做　　法**　雄鸡去皮毛、内脏，洗净。柚子去皮，留肉，将柚肉装入鸡腹内，放入砂锅中，加入葱、姜、料酒、食盐、水适量。将盛鸡的砂锅置于有水的锅内，隔水炖2小时，即可食用。

**食用方法**　日常餐食。

**食用功效**　健胃、下气、化痰、止咳。柚子含胡萝卜素、维生素C、烟酸、钙、磷、铁等。常用于治咳嗽、哮喘、痰多等症。现代研究发现，柚子的维生素P能增强维生素C的作用，强化抗病毒作用。

## 九蒸九晒养生丸

**材　　料**　黑芝麻1000克，红枣1000克，薯蓣片500克，红糖1000克。

**做　　法**　黑芝麻淘洗干净；红枣去核；干薯蓣片打粉；红糖加500毫升水熬汁；把薯蓣粉放入红糖汁里面搅拌均匀，3种食材放入瓷罐里面隔水蒸1小时，放入太阳下晒1日，再蒸1小时，重复9次。

**食用方法**　每日两丸，连续食用3个月。

**食用功效**　乌发温肾，养血生津。

## 鲫鱼温中羹

**材　　料**　大鲫鱼1尾，草豆蔻、生姜、陈皮各6克，胡椒0.5克。

**做　　法**　草豆蔻研末后撒入鱼腹中，线绳固定扎紧，加生姜、陈皮及佐料炖煮成汤羹。

**食用方法**　日常餐食，每周食用两次。

**食用功效**　补肾温中，健胃消食。

## 阿胶鸡蛋羹

**材　　料**　鸡蛋1个，阿胶9克。

**做　　法**　鸡蛋去壳搅匀，阿胶溶化，倒入鸡蛋内，加清水1碗搅匀，蒸熟成羹，食盐调味。

**食用方法**　每日早上食服，连食3个月。

**食用功效**　滋阴养血。

## 枣栗粥

**材　　料**　大枣5枚，栗子100克，茯苓10克，大米100克，冰糖30克。

**做　　法**　将大枣、栗子、茯苓和大米共煮做粥，加冰糖即可。

**食用方法**　日常保健食用，日服两次。

**食用功效**　补益脾肾，用与治疗脾肾虚所致的泄泻和脾肾阳虚所致的五更泻。

## 苦瓜汁

**材　　料**　生苦瓜1条，白糖适量。

做　　法　将生苦瓜清洗干净，捣烂如泥，加糖搅匀，2小时后滤渣，取汁饮用。

食用方法　分1～2次服用，每日2～3次。

食用功效　用于湿热痢。

## 🍲 马齿苋粥

材　　料　马齿苋500克，粳米100克。

做　　法　马齿苋菜洗净，捣烂后用纱布取汁，与粳米煮做粥。

食用方法　夏季日常保健食用。

食用功效　清热利湿，用来治赤白痢疾。据《粥谱》介绍，此方还有明目去翳之功效。

## 🍲 赤豆花生羹

材　　料　赤豆100克，花生100克，大枣15枚。

做　　法　将赤豆、大枣、花生分别清洗干净，同大米一起放入锅中，加水适量，熬煮成羹。

食用方法　随意食用。

食用功效　补益心脾、利水消痛。适用于细菌性痢疾、腹泻、习惯性便秘等症。

## 🍲 莱菔山楂粥

材　　料　莱菔子15克，山楂2克，生姜3片，红糖15克，大米100克。

做　　法　先将莱菔子、山楂和姜片加水适量煮40分钟，去渣取汤汁，再放入淘洗好的大米，在粥临熟时，加红糖调味，一天内分三次服下，可连续服5天。

食用方法　四季日常保健食用。

**食用功效**　用于治疗因饮食不节所致的急性腹泻。

## 🍲 粟米山药粥

**材　　料**　粟米50克，淮山药25克，大枣5枚。

**做　　法**　按常规共煮为粥，分餐食用。

**食用方法**　四季日常保健食用。

**食用功效**　用于治疗脾胃虚弱所造成的腹泻，以及气血不足之体虚弱者食用。

## 🍲 分水丹

**材　　料**　苹果1个，车前子5克，白术5克。

**做　　法**　苹果切半、去核，装入车前子和白术，锡纸包裹，烤箱150℃烤1小时。

**食用方法**　日常保健食用。

**食用功效**　暑天受寒、水泻不止、肚腹作疼、上吐下泻者可以食用。

## 🍲 山药芝麻糊

**材　　料**　山药15克，黑芝麻、冰糖各120克，玫瑰酱6克，鲜牛奶200毫升，粳米60克。

**做　　法**　粳米洗净，浸泡1小时，捞出；山药洗净，去皮，切成小粒；黑芝麻炒香；把粳米、山药粒、黑芝麻放入搅拌器，加水和鲜牛奶打成糊；锅中加入清水、冰糖，溶化过滤后烧沸，将芝麻糊慢慢倒入锅内，放入玫瑰酱不断搅拌，煮熟即可。

**食用方法**　日常食用。

**食用功效**　长期服用，理气健脾，益寿延年。

## 🍲 百草脱骨鸡

**材　　料**　茯苓、百合、龙眼肉、芡实、枸杞、山楂、白果、花椒各3克，蜂蜜少许，母鸡1只，鸡汤适量。

**做　　法**　母鸡处理干净；茯苓、百合、龙眼肉、芡实、枸杞、山楂、白果、花椒粉碎，用布包包住煎煮，过滤去渣取汁；母鸡放入砂锅，倒入汤汁、蜂蜜、鸡汤，小火慢炖，煮熟即可。

**食用方法**　日常食用。

**食用功效**　滋养五脏，补益气血。

## 🍲 绿豆南瓜饮

**材　　料**　绿豆50克，老南瓜500克，盐适量。

**做　　法**　绿豆洗净，趁水未干时加入盐3克，搅拌均匀，腌渍几分钟后，清水冲洗干净；南瓜去皮和瓤，洗净，切成2厘米见方的块。锅内加水500毫升烧沸，先下绿豆煮沸2分钟，淋入少许凉水，再煮沸，将南瓜块入锅，盖上锅盖，小火煮至绿豆开花，加入少许盐调味即可。

**食用方法**　夏季日常食用。

**食用功效**　益气生津，健脾养胃。

## 🍲 当归生姜羊肉汤

**材　　料**　羊肉400克，当归15克，生姜20克，黄酒适量，调料适量。

**做　　法**　①羊肉切块后，用一锅滚水汆烫去血水，捞出洗净沥干。

②生姜洗净，切块，用菜刀拍扁；把14杯水另外倒入汤锅里加热备用。

③将羊肉块倒入炒锅或大汤锅里，加入姜块、黄酒，大火翻炒加

　　　　　　热至姜味飘出，随即倒入热好的14杯水，放入当归，一同煮滚

　　　　　　后，转成小火，续煮约2小时至皮肉皆软，最后加盐调味即可。

**食用方法**　冬季日常食用。

**食用功效**　温中补血、祛寒强身。

**健康贴士**　阴虚火旺，或肝经郁火者不宜。

## 韭菜炒虾仁

**材　　料**　虾仁50克，韭菜250克，鸡蛋1个，料酒、姜、食盐、酱油、菜籽
　　　　　　油、淀粉、鸡精、香油各适量。

**做　　法**　①韭菜择去根部，洗净，控干水，切成5厘米的段。姜切细丝。

　　　　　　②冷冻虾仁事先用冷水化开，洗净，去掉虾线，控干水，用料
　　　　　　酒、少量的盐腌10分钟。

　　　　　　③热锅入油，大火，用手在油上方10厘米处感觉到掌心发热，下
　　　　　　姜丝先煸出香味。

　　　　　　④倒入虾仁大火爆炒，其间再点一点儿料酒。

　　　　　　⑤看到虾仁卷成U形，即可放入韭菜一起大火快炒，其间加少量
　　　　　　盐、鸡精。

　　　　　　⑥看韭菜变软，快要出水，立即关火，装盘即可。

**食用方法**　日常食用。

**食用功效**　补肾阳，固肾气。

## 杜仲羊肾汤

**材　　料**　羊肾50克，羊肉150克，杜仲20克，当归20克，生姜、大蒜、盐
　　　　　　适量。

**做　　法**　当归、杜仲片装入药包备用。羊肾、羊肉切成小片，放入砂锅中

用沸水焯一下，去其膻腥；焯水后取出羊肾、羊肉备用。砂锅中加入清水500毫升，放入料包，煎取汤汁约200毫升。净砂锅中加水，放入焯好的羊肾、羊肉，下入姜片，文火慢煮，直到羊肾、羊肉烂熟。加入汤汁，搅匀，加盐、大蒜、味精等调味品，稍沸，即可食用。

**食用方法** 四季日常餐食。

**食用功效** 适用于形寒肢冷，腰酸腿软，下肢浮肿，神疲乏力等肾阳虚患者。

## 肉苁蓉羊肉汤

**材　　料** 肉苁蓉50克，羊肉250克，羊脊骨250克，生姜10克。

**做　　法** 肉苁蓉用水浸泡。剔除羊肉筋和皮，热水煮羊肉、羊脊骨15分钟后，捞起切块。用砂锅加入泡好的肉苁蓉，加水烧热后，加入羊肉、羊脊骨，放入生姜，大火煮开后改文火，煮1小时，调味即可。

**食用方法** 冬季日常餐食。

**食用功效** 适用于乏力明显、耳鸣耳聋、两足萎软等肾精不足者。

## 甘蔗萝卜百合汁

**材　　料** 甘蔗汁、萝卜汁各半杯，野百合60克。

**做　　法** 先煮百合，后入两汁。

**食用方法** 取汁当饮品食用，每日一杯，睡前饮用。

**食用功效** 滋阴润肺。

## 全鸭冬瓜汤

**材　　料** 冬瓜2000克（不去皮），鸭1只（去毛及内脏），猪瘦肉100克，海参、芡实、薏米各50克，莲叶1片，香菜、料酒、盐、白砂糖适量。

做　　法　①把鸭肉洗净剁小块，冬瓜切块。

②在砂锅中加入冷水，放入鸭肉煮沸，去血沫，留一半水。

③锅内再加温水、2勺料酒、半勺盐、1勺白砂糖，下入猪肉末、海参、芡实、薏米，盖上锅盖中小火炖半小时至鸭熟。

④开盖放入冬瓜，中小火15分钟。

⑤加适量食盐和香菜出锅即可。

食用方法　日常保健食用。

食用功效　滋补养胃。

## 🍲 海参百合羹

材　　料　海参1根，猪肉末150克，百合50克，冬菇5朵，冬笋1块。

做　　法　将百合、冬菇用清水泡开洗净；将海参、冬笋、冬菇切成丁。锅里放少许油和料酒，倒入泡冬菇、海参稍煮捞出沥干备用。锅里放一点底油，入肉末略炒，加一点酱油，翻炒入味，炒熟之后，加入少许清水，大火烧开，倒入海参、冬笋、冬菇、百合一起烧。开锅之后放入少许盐、酱油，再勾一点薄芡，边倒边搅，煮两三分钟收汁即可。

食用方法　日常保健食用。

食用功效　具有安神定喘、调节免疫力等功效。

## 🍲 梨汁粥

材　　料　鲜梨2个，大米100克，白糖适量。

做　　法　将梨洗净，去皮和核，榨汁备用；将梨皮、梨渣、梨核水煎取汁，加大米煮粥，待熟时调入梨汁、白砂糖，再煮一二沸服食，每日1剂。

**食用方法**　日常食用。

**食用功效**　润肺化痰，清热生津。适用于肺热咳嗽或燥咳，热病津伤口渴或酒后烦渴等。

## 🍲 贝母蒸梨

**材　　料**　川贝母粉5克，大雪梨1个，冰糖适量。

**做　　法**　将雪梨洗净，切块，与川贝母粉、冰糖同入碗中，隔水蒸熟。

**食用方法**　日常食用，每日服食1～2次。

**食用功效**　化痰止咳。适用于痰热咳嗽。

## 🍲 秋梨燕窝

**材　　料**　秋梨1个，燕窝、冰糖各3克。

**做　　法**　将秋梨去核，燕窝泡软，冰糖捶碎，将两者同纳入梨心中，蒸熟。

**食用方法**　日常食用，早晚各服食1次。

**食用功效**　滋阴润肺，化痰止咳。适用于肺阴虚所致的咳嗽、痰喘、咯血及秋燥咳嗽、胸痛等。

## 🍲 白梨蜂蜜

**材　　料**　大白梨1个，蜂蜜50克。

**做　　法**　先把白梨挖去皮和核，将蜂蜜填入，上笼蒸熟吃。

**食用方法**　日常食用，早晚各服食1次。

**食用功效**　生津润燥，止咳化痰。适用于阴虚肺燥，久咳咽干，手足心热等症。

## 枸杞苋菜汤

材　　料　苋菜500克，大蒜8瓣，枸杞少许，盐适量。

做　　法　①将苋菜洗净，切段；大蒜洗净，去皮备用。

②锅置火上，放油烧热，放入蒜粒，用小火煎黄。

③在煎蒜的锅中加入清水，煮滚后加入苋菜，待汤再次煮滚，撒上枸杞，加盐调味即可。

食用方法　日常餐食。

食用功效　清利湿热、清肝解毒、凉血散淤，对于湿热所致的赤白痢疾及肝火上炎所致的目赤目痛、咽喉红肿不利等，均有一定的作用。

## 橘皮粳米粥

材　　料　橘皮15~20克，粳米100克。

做　　法　橘皮加适量水放入锅中煎取药液，去渣取汁，粳米淘洗干净，与橘皮汁一同放入锅中煮粥。也可将橘皮晒干，研为细末，每次用3~5克，调入已煮沸的稀粥中，再同煮成粥。

食用方法　日常餐食。

食用功效　理气健脾，止腹泻，患急性肠炎者服食。

## 酸枣仁粳米粥

材　　料　酸枣仁30克，粳米50克，红糖适量。

做　　法　将酸枣仁捣碎用纱布袋包扎，与粳米同入砂锅内，加水500毫升，煮至米烂汤稠停火，取出纱布袋不用，加红糖，盖紧盖，焖5分钟即可。

食用方法　每日1次，当餐食服。

食用功效　养肝宁心，安神敛汗。

## 🍲 双花西米露

| | | |
|---|---|---|
| 材　　料 | 西米50克，玫瑰花10克，茉莉花10克。 |
| 做　　法 | 玫瑰花、茉莉花开水冲泡备用，再把西米倒入开水中，用中火煮到西米呈半透明状，中间还留有一点白（注意：要一边煮一边搅拌，否则西米会粘锅底），将泡好的花茶倒入西米露里，开火煮，直到西米露变成全透明即可。 |
| 食用方法 | 日常保健饮品，每天饮用200毫升。 |
| 食用功效 | 温脾解郁，养肝益气。 |

## 🍲 当归三七鸡

| | | |
|---|---|---|
| 材　　料 | 当归、三七各15克，丹参25克，老母鸡1只。 |
| 做　　法 | 先将三种中药洗净，分别切片，备用。母鸡洗净，将三种中药放入鸡腹内，并用粗线缝合，放在砂锅内，加水适量，煮沸后改文火煨至鸡肉煮烂为度，捞出药渣，并加调料。 |
| 食用方法 | 日常保健餐食，每周1次，喝汤吃鸡肉。 |
| 食用功效 | 活血化瘀、通络止痛、扶助正气。可用于外伤或血瘀引起的肋痛、腰痛、胃脘痛等症，是辅助防治冠心病、脑血管病及老年人保健药膳。但出血性疾病忌用。 |

## 🍲 银柴胡猪蹄汤

| | | |
|---|---|---|
| 材　　料 | 银柴胡30克，猪蹄1个。 |
| 做　　法 | 银柴胡30克放入药袋里面。砂锅加2500毫升清水，把猪蹄和银柴胡一同蒸煮2小时，即可食用。 |
| 食用方法 | 每顿一小碗。 |
| 食用功效 | 清虚火，减轻过敏症状，适用于风热所致的荨麻疹、风疹、皮肤 |

瘙痒等症状。

## 黄芪灵芝炖瘦肉

**材　　料**　黄芪30克，灵芝30克，猪瘦肉200克，姜1块。

**做　　法**　先把黄芪和灵芝放在清水里浸泡半小时，瘦肉切成小方块，加生姜共同放进砂锅，倒入适量清水，盖上盖炖3小时，加盐调味即可。

**食用方法**　吃瘦肉、喝汤汁。每日食服1碗，每周喝3次，

**食用功效**　益气补血，健脾助消化，滋肝阴，可辅助治疗肝硬化。

## 泥鳅丝瓜汤

**材　　料**　丝瓜100克，泥鳅150克，姜5克，薄荷叶（留兰香）10克，香油4克，蒜泥15克。

**做　　法**　①将丝瓜去皮，切成长条；泥鳅洗净，将肠中杂物冲洗干净，放入沸水中焯一下，将泥鳅的黏液冲洗干净。

②锅中放食用油，用花椒炝锅，放入姜片和泥鳅、稍许煸炒，即续水炖煮，待泥鳅煮熟后，放入丝瓜、薄荷叶、姜、蒜泥，放入少许精盐、香油4克，即可食用。

**食用方法**　日常保健食用。

**食用功效**　清热解毒，利水渗湿，可治痱子疖毒，人人皆宜。

## 养心药膳

**材　　料**　公猪心1个，酸枣仁30克，远志10克，西洋参10克。

**做　　法**　猪心去包膜、筋结；药材用纱布包好，放置在猪心中，加盐、姜等炖煮。

食用方法　吃肉喝汤，每周1次。

食用功效　养心补肝，宁心安神，敛汗生津。有虚烦不眠、惊悸多梦、体虚多汗、津伤口渴之症者，可经常服食。

## 春季舒肝解郁茶二方

**三花解郁茶：**

材　　料　玫瑰花3克，菊花2克，代代花2克。

食用方法　沸水冲泡，每日饮用。

食用功效　理气解郁、活血散淤，调经止痛，舒肝和胃，破气行痰。

**茉莉清肝茶：**

材　　料　茉莉花3克，菊花3克，绿茶5克。

食用方法　沸水冲泡，每日饮用。

食用功效　行气开郁，抗菌消炎，清肝明目，提神醒脑。

## 夏季养心茶饮二方

**清心除烦茶：**

材　　料　淡竹叶3克，灯芯草3克。

食用方法　日常保健食用。

食用功效　清热，泻心火，除烦，利尿，止渴。

**养心安神茶：**

材　　料　百合10克，麦冬5克，天冬5克。

食用方法　日常保健食用。

食用功效　养阴润燥，安心养神，补脾健胃。

## 秋季咽干茶饮

材　　料　玉蝴蝶3片，金钗石斛6克。

食用方法　日常保健食用。

食用功效　清咽利嗓，用于声音嘶哑。

## 冬季养生茶二方

**桂花茶：**

材　　料　桂花3克，红茶或黄茶10克。

食用方法　材料同放入茶杯中，冲入沸水，浸泡片刻即可，频频饮用，每日1剂。

食用功效　温补阳气。适用于眩晕、头晕、腰痛、畏寒肢冷、大便溏、小便清长、舌质淡、舌苔白、脉沉细。

**红参柚子蜂蜜茶：**

材　　料　红参片5克，柚子皮（去瓤）5克，蜂蜜适量。

食用方法　沸水冲泡。

食用功效　固本养肾，强身健体，健脾宽肠，提升免疫力。

## 家庭茶疗小妙招

**糖茶：**

材　　料　茶叶3克，红糖10克。

食用方法　用开水冲泡5分钟后饮用，每日饭后一杯。

食用功效　有和胃暖脾、补中益气的功效。适用于大便不通、小腹冷痛、妇女经痛等。

**姜茶：**

材　　料　茶叶5克，生姜10片。

**食用方法** 食材共煎，微沸即止，饭后饮用。

**食用功效** 有发汗解表、温肺止咳的功效。适用于流感、伤寒、咳嗽等。

**蜜茶：**

**材　　料** 茶叶3克，蜂蜜3毫升。

**食用方法** 开水冲泡，待茶凉后加蜂蜜搅匀，每隔半小时饮服一次。

**食用功效** 有止渴养血、润肺益肾的功效。适用于口干渴、便秘、脾胃不和等。

**醋茶：**

**材　　料** 茶叶3克，陈醋3毫升。

**食用方法** 开水冲泡茶叶，5分钟后加醋饮服，每天冲饮3次。

**食用功效** 有和胃止痢、散瘀镇痛、活血化瘀的功效。并适用于牙齿疼痛、胆道蛔虫等。

**莲茶：**

**材　　料** 茶叶2克，莲子10克，红糖10克。

**食用方法** 莲子加糖，煮烂后冲茶饮用。

**食用功效** 有健胃益肾的功效。

**菊茶：**

**材　　料** 茶叶2克，干菊花2克。

**食用方法** 用水冲泡，每日饭后饮用。

**食用功效** 可降热解毒，清肝明目，镇咳止痛，降脂轻身。

**盐茶：**

**材　　料** 茶叶3克，盐少许。

**食用方法** 茶叶入杯放入少许食盐，开水冲泡，10分钟后饮用。

**食用功效** 可明目消炎，化痰降火，并适用于牙龈发炎者。